コーネンキなんてこわくない

横森理香

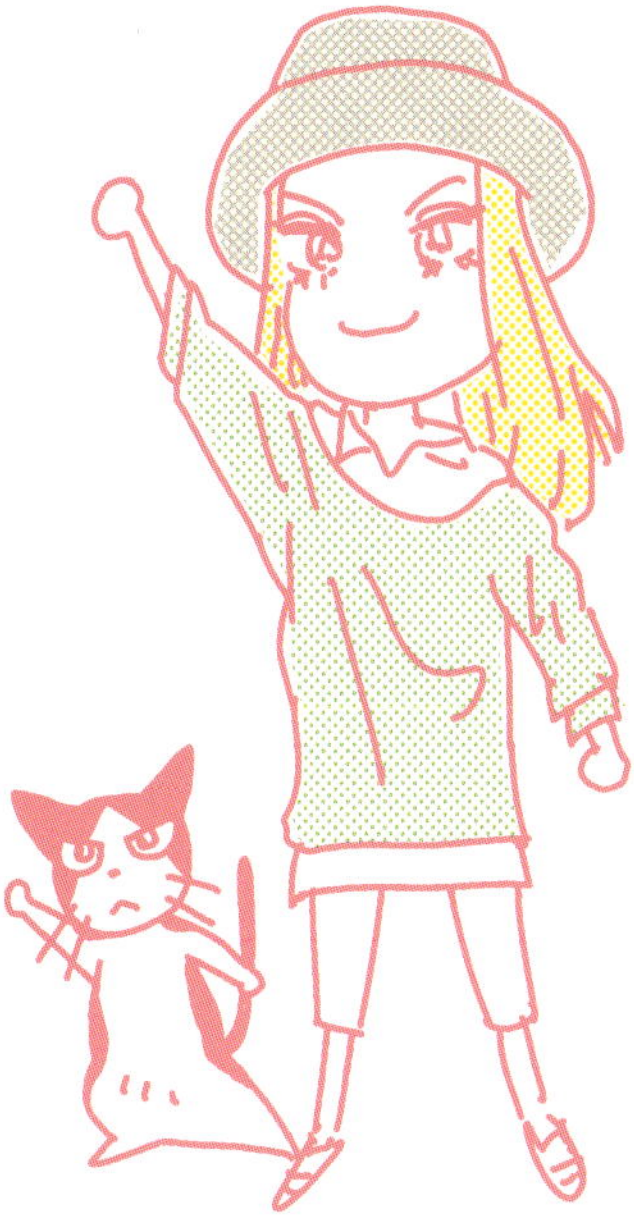

集英社

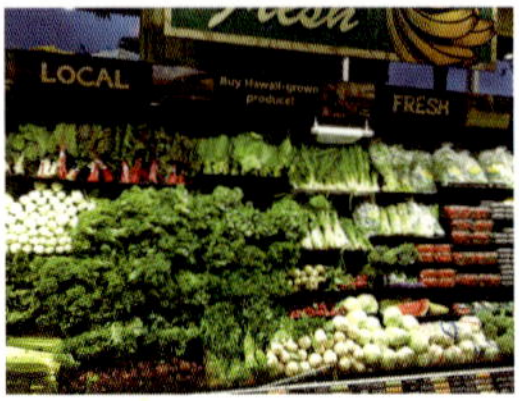

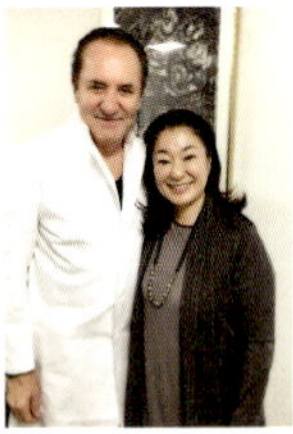

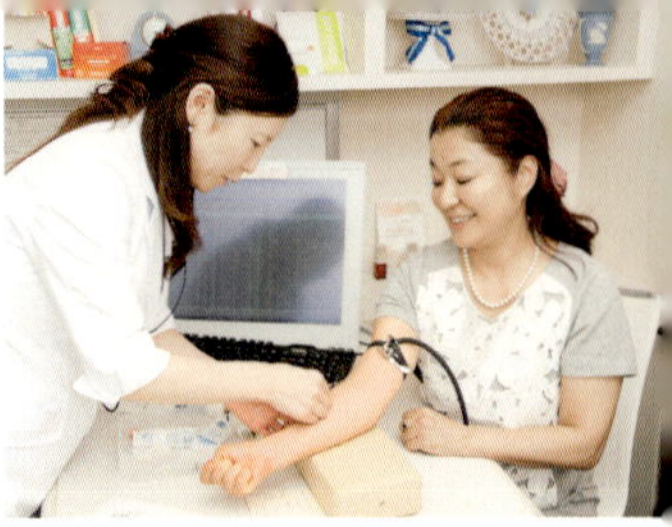

CONTENTS

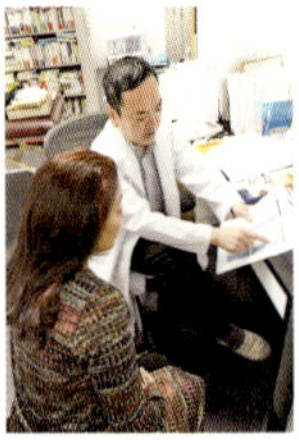

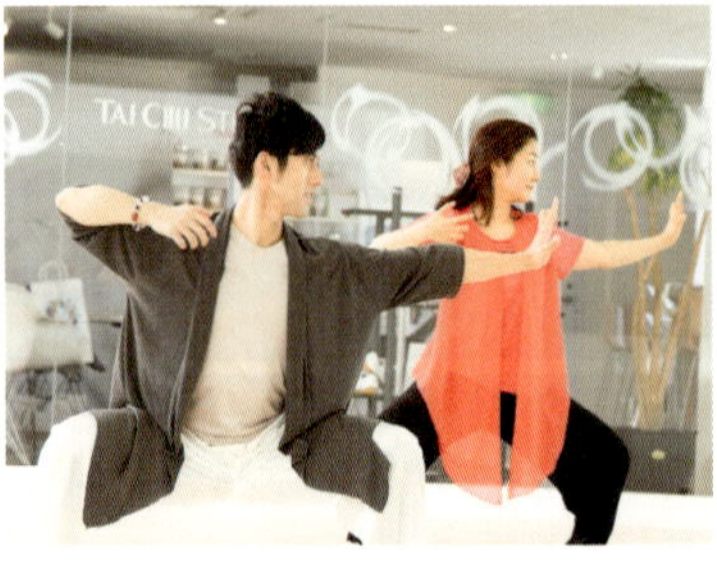

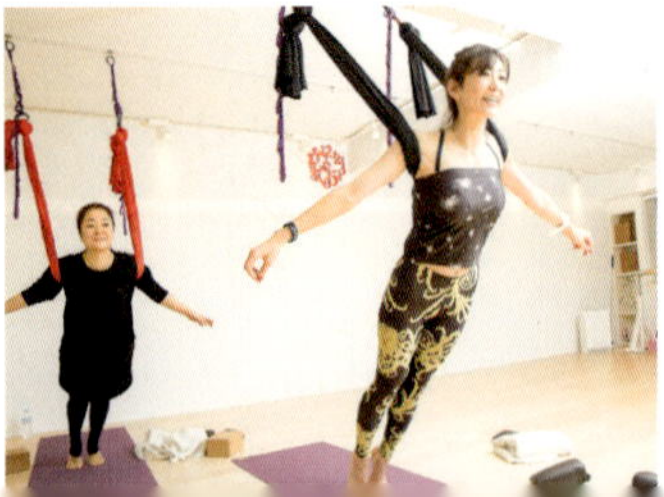

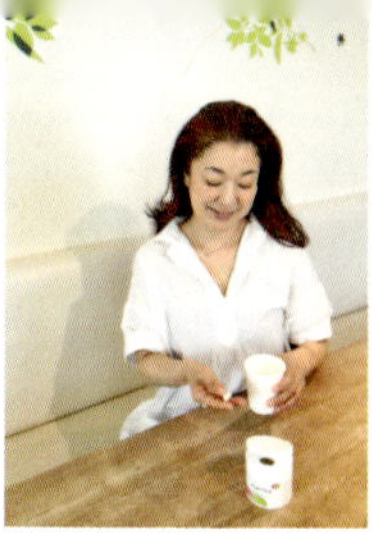

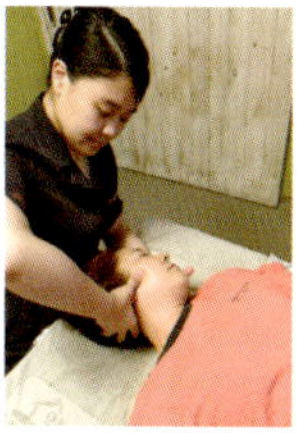

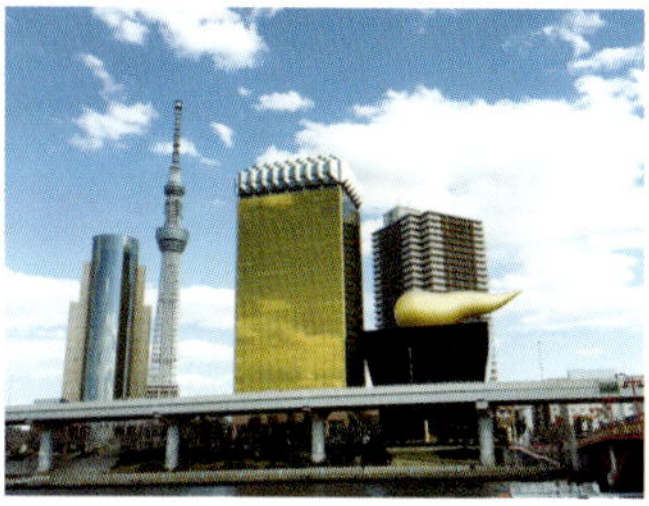

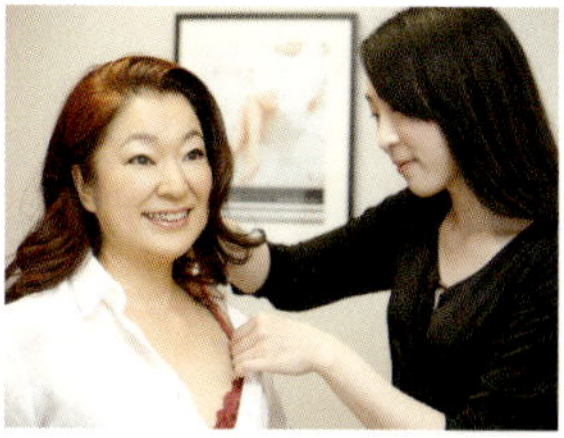

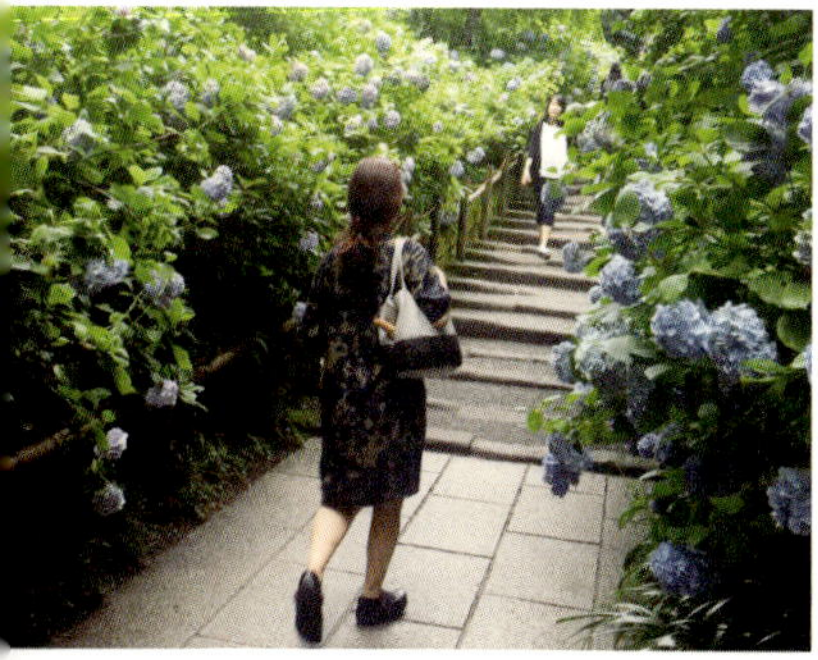

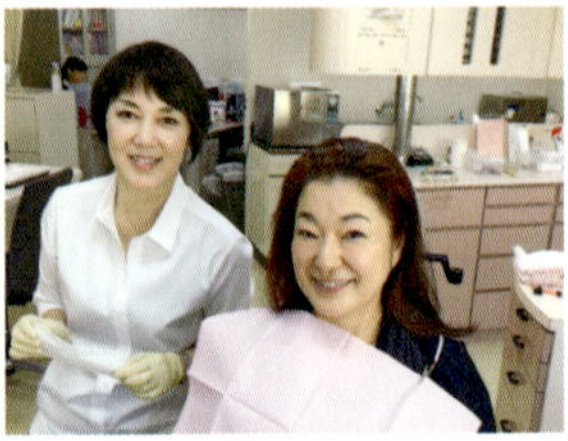

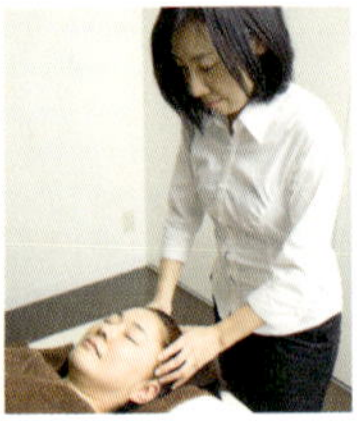

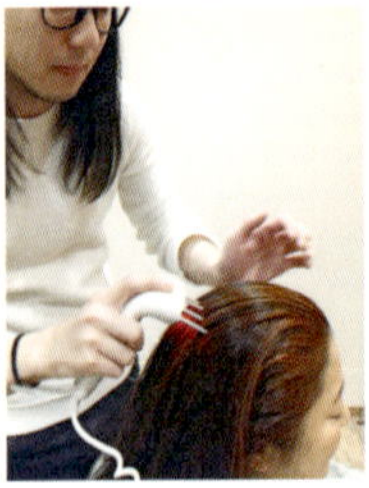

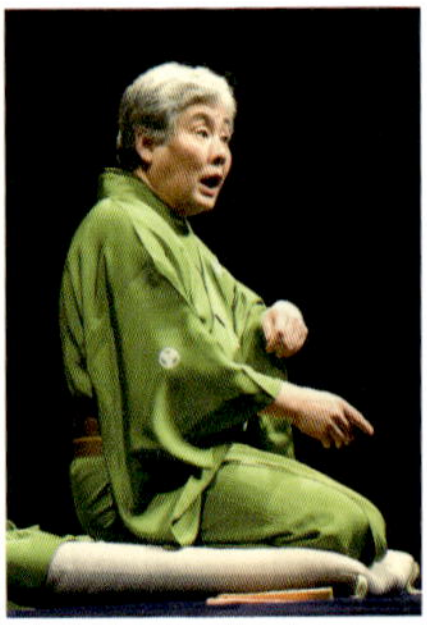

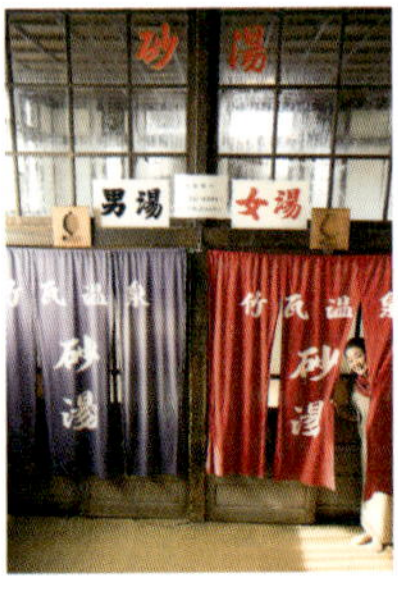

砂 湯
男湯
女湯

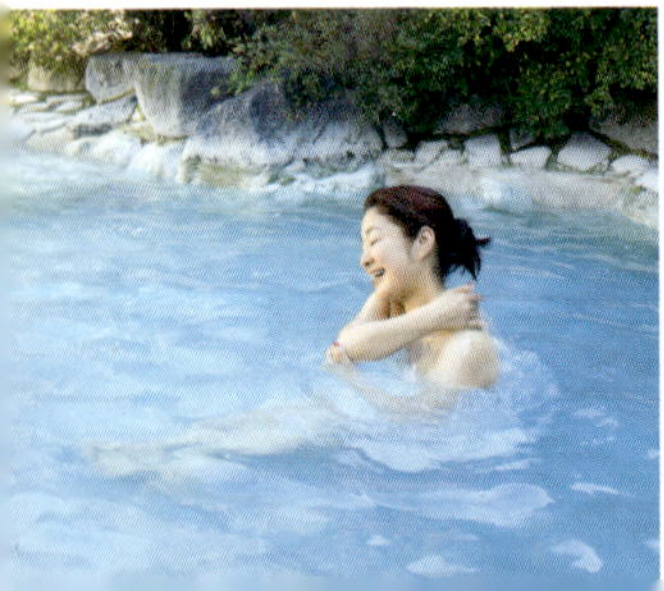

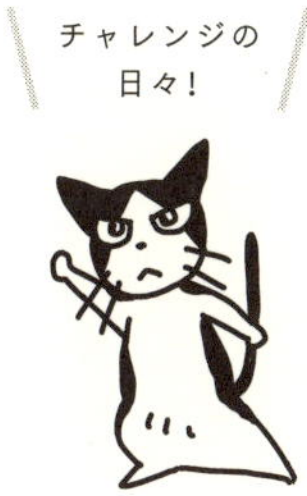

カバーイラスト　いしかわじゅん
装丁・デザイン　吉村亮　大橋千恵（Yoshi-des.）
写真　小山志麻　藤沢由加　ヒダキトモコ
橘蓮二（柳家喬太郎氏写真）　横森理香

はじめに

更年期……お年頃の女性にとって、どうにも陰な響きのある言葉。でも、誰しも通る道ならば、この辺で、いっそオープンでポジティブなものにしませんか？

「どうせなら、みんなで楽しく乗り切りたいよね」

ということで始まった、集英社のオンラインメディア『ＯｕｒＡｇｅ』の更年期チャレンジ連載「コーネンキなんてこわくない」。

同世代の編集者Ｋと、ありとあらゆるアンチエイジングものにチャレンジ。そうこうしているうちに二人とも、更年期渦中にありながら、えっらいゲンキになってしまいました。

なのでこの本を参考に皆様、いろんなところにお出かけして、色々試してみてください。ま、そんなことも必要ないわ〜、という方は、笑って読んでいただけるだけでもＧＯＯＤ。

笑うことも、いい更年期対策になりますからね♡

そもそも、更年期ってなんぞや？　ということなのですが、ザックリ、「閉経前後五年間の心身の不調」と言われています。

でも私の体感として、プレ更年期はもう四十代前半から始まっていて、それは真夜中の中途覚醒とイライラと皮膚のカイカイでした。女性ホルモン値検査をするも、当時はまだまだ更年期というにはほど遠く、ドクターには何も処方されなかったのです。

もともと自然療法好きなので、デトックスやらハーブやら、色々な方法でプレ更年期は乗り切りました。

そして四十六歳の時、この女性にとって大きな山場、コーネンキを、みんなとヨガやったり踊ったりしながら乗り切るために、自らのコミュニティサロン「シークレットロータス」をつくり、現在に至ります。

私もそこで、健康と幸せ感のためだけの「ベリーダンス健康法」を教えているので、運動を日課にしたことと、出かけて人に会っておしゃべりすることで、更年期症状が軽減できたのでは、と思います。

この時期、お勤めの方はともかく、私のような居職《いじょく》の方、専業主婦の方が、深刻な更年期症状に悩まされているのでは？　と推測します。人によっては、何年も家から出られないとか、日常生活がままならないような心身の

症状に苦しんでいらっしゃるケースもあるようで、一言に更年期といっても、

「ま、病気じゃないから」

では片付けられないものがあると思うのです。

女性ホルモンの激減による不眠や精神的ダメージは大きく、筋量の低下も体の故障につながり、弱いところに病的症状が出るのもこの時期。

私の場合、大きい子宮筋腫持ちなので、月経過多と過長月経に悩まされました。卵巣嚢腫《のうしゅ》の破裂も二度経験し、右卵巣摘出手術をしたのも五十一の夏でした。

その他、「口角炎」「飛蚊症」「消化不良」「偏頭痛」「ホットフラッシュ」。ホットフラッシュの前は異様な「冷え性」と、若い頃には考えられなかったような不調が次々に襲ってきました。

私はベリーダンスとヨガ、ピラティスなどで定期的な運動をしているので大丈夫ですが、「四十肩」「五十肩」に悩まされている方も多いです。私はこの連載の真っただ中、春先二回も「ぎっくり腰」になりました。

そういう分かりやすい肉体的疾患はともかく、やたらと不安になったり、物事をネガティブな方向にしか考えられなくなるというのも、この時期の典型的な症状です。それに相まって、物忘れや思い込み、勘違いも……。

その自覚なきまま、家族や部下に当たったり、近しい人に甘えから来るひどいことをしたり言ったりして、人間関係にヒビが入るのも、この時期の気を付けたいポイントです。

男の人も同じです。既婚女性は、旦那様の頑固オヤジ化＝「男の更年期」に悩まされるケースが多いのではないでしょうか。真剣に離婚を考えるも、経済的にままならず……。それもこれも、自分自身の体調が良くなり、元気になれば、乗り切れるのです。

昨今、若年性更年期障害という言葉もあるように、人によっては二十代、三十代から始まっているケースもあります。また、まだ見ぬコーネンキというものについて、戦々恐々としている方も多いでしょう。

どうかこの本を読んで、気を楽になさってください。「婦人科系のお悩み」も、「お顔の崩壊」も、「薄毛」も、「ぷよぷよ」も、なんとかなります！

生きてさえいれば！　大切なのは、笑って、生き抜くことですよ。

それに必要なのは、同世代、同性の「仲間」です。

周囲にお仲間がいなければ、同級生との再会も乙なものですよ。みんなでプチ旅行して、「観光一万歩ウォーク」で生きる英気を養いましょう!!

この、暗くて深〜い川も、みんなで渡れば怖くない！　ですよ。

1

更年期がやって来た!

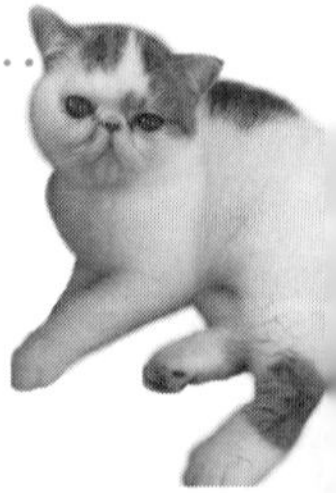
更年期御用達。我が家の癒し系猫・ミルクちゃん

更年期症状の典型的なものとして、ホットフラッシュなるものがあるとは知っていた。季節を問わず、TPO問わず、汗がドワッと出るというアレ。

とか、

「会議中に出るとホントに困るんだよね〜」

とか、

「みんなが寒がってる季節に、一人だけ大汗かいてて恥ずかしい」

とか、先輩諸氏の話は聞いていた。が、私には関係ないものとタカをくくっていた。

しかし……。

長年、子宮筋腫持ちで月経過多、四十代後半からは過長月経に悩まされ、五十一の年には生理時に卵巣嚢腫が二度破裂、右卵巣摘出手術を受けた。内膜症による、チョコレート嚢腫というものだった。

手術前にリュープリンという、女性ホルモンを止める注射を一カ月に一本、計四回打っ

1

更年期がやって来た！

て、生理が止まり、疑似閉経を体験した。その際、

「ん？　これは？」

というほどの汗が出た。一日七回ぐらい、無作為なタイミングで襲ってくる。ひどい肩こり、手足のこわばり、ついには右手の小指が痺《しび》れるという症状まで出て来た。また卵巣が破裂するのは怖すぎるし、手術までの我慢と自分に言い聞かせ、やり過ごした。

手術が終わり、一カ月後、血液検査をした。その時は、女性ホルモン値も低く、まんまとこのまま閉経か、というところまで行った。ところが、三カ月後定期検診に行くと、また女性ホルモン値は上がってしまっていた。

「う〜ん、どうやら前回の検査は、まだリュープリンの効果が残っていたようです」

担当のイケメンドクターは言った。

普通なら喜ばしいことだが、また生理があるということは、筋腫も大きくなるだろうし、一個残っている卵巣の腫れも心配、内膜症の症状だって出て来るかも知れない。痛しかゆしっ。

「またリュープリンですか？」

私は戦々恐々とした。あの副作用には、もう耐えられない気がする。

「はい。生理があるということは、また同じような症状が出てくる可能性がありますから。ご希望なら、再度手術をして全摘、という手もあります」

「いや〜、それはさすがに」

年齢的に、もうすぐ閉経だろうから全摘はしないでもよろしい、という、教授先生の判断で、腹腔鏡手術による右卵巣だけ摘出手術を選択したのだ。

あ、ちなみに、イケメン先生は准教授ね。

「では、次の生理が来たら、すぐ来てください。リュープリンを打ちます」

「げっ」

そして一週間後、まんまと生理がやって来た。四カ月ぶりだったからか、それはもう派手に。二日目の夜、ベッドは殺人現場か？　と思うぐらいに血が溢れ、夜中に何度も、血で汚れた寝具をアルカリウォッシュに漬け、着替えた。

「いやなんですけど、もう仕方がないです」

ぶつくさ言いながら、私はまたお注射をしてもらった。そして、その副作用に悩んだ。人によっては、ひどい頭痛に悩まされるという。私はまた、ひどい肩こりと小指の痺れが気になった。

なんだかこのまま、リュープリンを打ち続けたら、人間変わっちゃいそうだ。自然に女性ホルモンが出なくなる更年期より、人工的なだけに症状がキッツイ気がする。

私は、有名教授先生とイケメン准教授のいる大学病院から、懐かしい爺ちゃん先生のいる、娘を産んだクリニックに転院した。爺ちゃん先生は内診のあと、

「ついでに全部取っちゃってもらえばよかったのに。ものはついでだよ」

と言った。

「でも、年齢的に見てそろそろ閉経だから、治療はしなくていいよ〜」

リュープリンも必要ないさ〜、と言ってくれたのだ。うっしっし。

その後、四カ月生理はなかった。

爺ちゃん先生の言う通り、そろそろ閉経かと思いきや、三月にまたドーンと大量の生理がやって来た。これがまた過長月経で、一カ月も続いたのだ。

その長い生理が終わった頃、今度はナチュラルな、ホットフラッシュがやって来た。リュープリンの副作用は、薬が切れた時点でなくなっていたが、もっとひどい汗っかきと相成ったのである。季節は夏に向かっていた。

ひどい肩こりと、汗で寝苦しい、というのも体験した。夜中に二度も、大汗かいて、パンツまで全とっかえするハメになったのである。生まれて初めて、涼感寝具や、涼感パジャマのありがたみも知った。Ａｍａｚｏｎで全部、買えた(笑)。

更年期症状があんまりひどいので、女性ホルモン様のハーブ、レッドクローバーと、ブラックコホシュのサプリを摂り始めた。一カ月ぐらいすると、ひどい肩こりがなくなって来て、ホットフラッシュも和ら

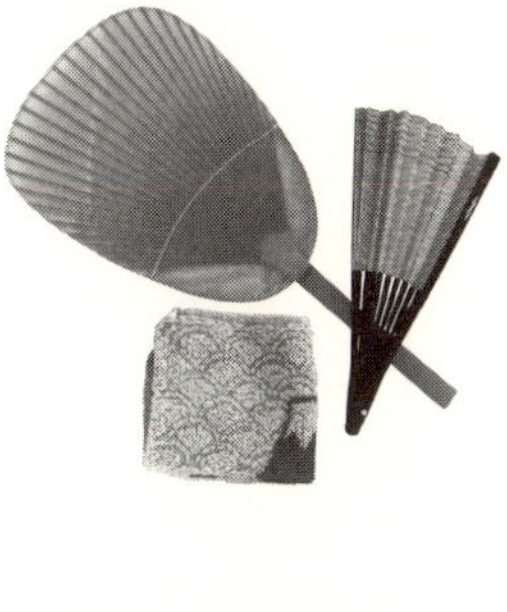

ホットフラッシュ3点セット。
タオルハンカチ・団扇・扇子

いできた。しかし、そのためか八月にまた、ドーンと大量出血の生理が来てしまったのである。

これがまた、四十日もだらだら続いたのだ。私は悩んでいた。爺ちゃん先生はなんにも処方してくれないし、自己流で女性ホルモン様のサプリを摂ると、また生理が大量&過長にやってきてしまう。どうすりゃいいんだ、この私。

何かこう、今の私にピタッとくる診断と処方をしてくれる先生はいないものか。「更年期外来」とか、行ったほうがいいのかもしれない。それも、やっぱり同年代の、女性の先生がいい。男なんて、男なんてー！　爺ちゃん先生も教授先生も、イケメンドクターも頼りになりゃしない！

そんなとき、雑誌『Ｍｙ Ａｇｅ』でカリスマ女医七十数人を束ねているという編集者Ｔが、

「いい先生、紹介しますよ～」

と声をかけて来た。あ、怪しいっ。

「麻布十番まなみウィメンズクリニック」で検査！

年齢不詳の編集者Ｔが私と同じ年だと知り、開いた口が塞がらなくなった私は、もう彼女に「ついていきます！」という気分で、麻布十番の婦人科を訪ねた。商店街にあるちょっ

ちゃなクリニックで、同世代の女性の先生が、私たちに寄り添った検査、診断、処方をしてくれるという。

まなみ先生は、白衣を着ていなかったら医師には見えないような、小柄で可愛らしい女性だった。さっぱりとした性格で、たんたんと仕事をこなす風。この先生なら信頼できそうだし、年齢も近いから末永くお付き合いできそう。私は我が人生の助け舟に、今までの経緯をお話しした。

「とにかくすごい生理だったんです。大量出血が一週間以上続き、その後もだらだらと四十日も。女性ホルモン様のサプリを摂ると、閉経状態でもまた生理が来ちゃったりするんですか？」

「自然派のものでも、そういうことあります。ピルがイヤという方は自然派サプリを使うんですけどね」

以前、更年期障害の治療にピルを処方された知人が、やはり四十日も生理が止まらなくなったという話を思い出した。やはり、自然派といえど同じなのだ。

「更年期症状には普通ホルモン剤を使うんですが、子宮筋腫などがある方には使えないんですね」

「筋腫が大きくなっちゃうからですね」

「ええ。閉経後で筋腫が小さくなったらまた使えるんですけど。今の時点では、プラセン

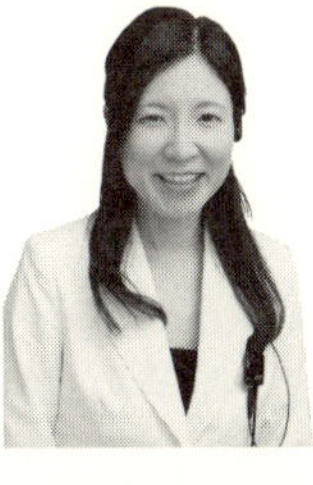

何でも相談できそうな雰囲気の今井愛（まなみ）先生

タや漢方はどうかと」

「プラセンタ……」

それは、私の親友も打ちに行っているアレ。お一人様だから、疲れたなんて言っちゃいらんないと、銀座のクリニックまで打ちに行っているのだ。

「更年期障害という診断が出ると、一アンプルは保健がきくので500円で打てます。この場合、週に二回ぐらい継続して打っていかないと効果は期待できないですね」

自費だと二本で2550円。最大六本までまとめ打ちする人もいるという。

「ひえ〜、ツワモノですね」

「でも実際、更年期症状が楽になった、元気が出た、という人が多いんです。私も医者という職業柄、以前から打っていますが、そのおかげか更年期症状は出てないです。サプリだとブタ由来のものが一般的ですが、注射はヒト由来胎盤製剤なんですね。ですから注射すると、もう輸血と臓器提供はできなくなります。使用前に誓約書にサインをいただいています」

輸血を受けた人と同じ条件になってしまうのだ。しかし私は元々、血も臓器も提供するつもりはないから、OKだった。

「じゃあせっかくなんで、二本、お願いします」

「あ、じゃ私もついでに」

「私も……」

編集者T、ライターYが間髪入れずに申し出た。なんだかわいわい、女子会的に盛り上がった。『My Age』の取材だったからカメラマンもいたが、一人だけ若いので彼女は乗らなかった。

「ではまず血液検査をします。女性ホルモン値を見てみて、漢方を処方しますね」

「漢方ですが、前に命の母Aを2カ月ぐらい飲んでみたけど、私は効果を実感できなくてやめたんです」

「命の母Aはどちらかというと冷え性で元気が出ない方に効くようにできているんです。横森さんのように元気でのぼせる人には、桂枝茯苓丸《けいしぶくりょうがん》が効くと思います」

なるほどー! 先輩諸氏で、命の母Aが思いのほか効いた、という人は、思い起こすと痩せ型で、冷え性っぽい人だったような気がする。そのうちの一人など、肩こりと頭痛がひどく家にこもり気味だったのに、命の母Aですっかり元気になったと、晴れ晴れとした顔で語った。

「じゃ、お願いします」

私は腕を差し出し、採血してもらった。私は血管が細く、取りづらいが、まなみ先生は小器用にサクッと血管確保し

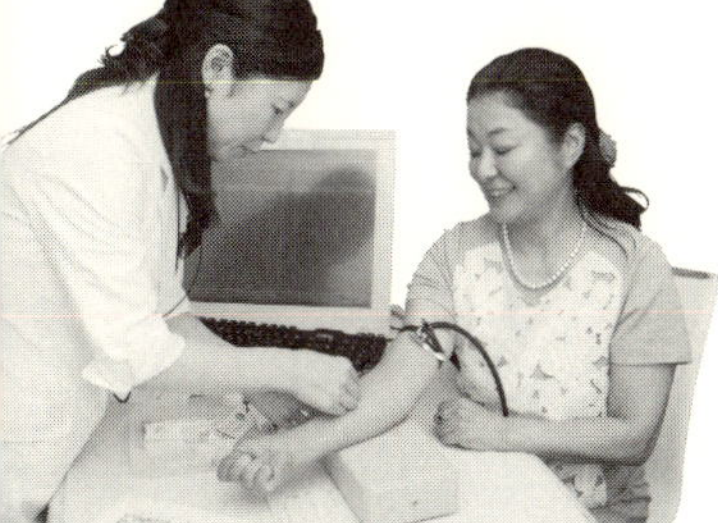
採血して、女性ホルモン値をチェック

た。結果は来週出るという。

「プラセンタも打ちますか？」

「はい、お願いします！」

「私はお尻でお願いします！」

「私もお尻で」

編集者Tと、ライターYが声をそろえて言う。

「え？　普通、お尻なんですか？」

「いや、プラセンタを打ったあとって、ちょっと腕が重くなるのよ。これからまだ仕事ってときは、お尻のほうがいいの」

「私も帰ってから原稿書かなきゃなんないし」

と二人。

「ふーん、でも、私は腕でいいや」

早寝早起きでもう十年以上、夕方以降は仕事しないことにしているし、お尻出すのもメンドクサイ。編集者Tは、

「じゃお願いしまーす！」

と、慣れた調子で可愛いワンピースのケツをまくった。足なげー！　ヒール高っ。

そして黒いニーハイまで履いている。なんなんだ、この〝現役感〟は!?

その様子を見るにつけ、やっぱり、カリスマ女医七十数人を束ねている女は違う……と圧倒された。

私だって、私だって、毎週プラセンタ二本打ったら、こんな風になれるかもしれない。大きな筋腫持ちだからホルモン補充療法は無理としても、プラセンタぐらいなら……。

「いててっ、結構、痛いっすね」

二の腕にしたお注射は、痛かった。そしてぼて〜っと、言われていた通り、腕が重くなった。

「皮下注射なので重くなるんです。半日ぐらいで吸収されますから、揉まないでください」

揉むのをがまんして目を泳がせていると、先生の部屋に置いてあったサプリが目に入った。

「『エクエル』もオススメですか?」

「ああ、これはね、エクオールが含有されているサプリなんです」

「あ、聞いたことある! たくさん大豆製品食べても、腸でエクオールという成分に変えることができないと、更年期症状にはあまり効かないんですよね?」

「そうそう、あ、エクオールをつくれるかどうかわかるキット『ソイチェック』もあるから、やってみますか?」

「ソイチェック」。尿を郵送すると体内にエクオールの産生能力があるかどうかを調べられる

先生はそう言い、尿検査を郵送でできるキットをくれた。まなみ先生、頼もしいぞよっ。

私は早速、翌朝一番の中間尿(一番茶風)を採取し、郵送した。さてさて、結果はいかに?

いやーん、ばっちり更年期状態!

一週間後、私は再び「麻布十番まなみウィメンズクリニック」に赴いた。女性ホルモン値検査の結果を聞きに行ったのだ。

イケイケ編集者Tに対抗して、今日は張り切って秋物の新しいワンピースを着て来たのに、Tはいない。

「緊急会議が入り、来られないそうです」

とライターYが言う。ふん、今日は撮影もないじゃん。なーんかガッカリ。

「こんにちは」

まなみ先生、今日はマスクをしているからお顔全体は見えないが、眉毛はばっちりお手入れされている。診療室にはファンシー小物も飾ってあるし、なりふり構わない女医さんより、同じ女として信頼できる気がする。

「横森さん、ばっちり更年期ですね!」

なーんて、女医が言うわけないが、結果はしっかり更年期状態だった。女性ホルモン値エストラジオールの値が正常値は20～200pg／mℓ。私は15。

「かすっかすですね」

とも、女医が言うわけないけど（しつこい）、かなり底をついてるムード。

そして脳から「卵出せよ～」という指令をするホルモンの数値が正常値は10mIU／mℓ以下なのに、このFSH（卵胞刺激ホルモン）が64・8と高くなっている。このため、様々な更年期症状が出て来るというわけだ。

「プラセンタはどうでしたか？」

「特に変わった様子はなかったですが、思えば先日の爆弾低気圧のとき、ぜんぜん眠くなかったんです。普通は低気圧の日は、眠くて眠くてしょうがないんですが」

これは、編集者Tも言っていた。仕事中眠くならなくて助かるから、プラセンタは欠かせないと。

「そうですか、じゃ、今日も打ちますか」

「はい」

「私もお願いします」

ライターのYも答える。

「今日、実は誕生日なんですよ。五十五になるので、二本、お願いします」

自分へのプレゼントか？

「あ、ちょっと青あざになっちゃってるなぁ」

先生はプラセンタ注射をしようとして、私の二の腕を見て言った。

「え、気がつかなかった」

かなり後ろの二の腕だから、気がつかなかったのだ。

「じゃあ漢方薬は、桂枝茯苓丸を処方しておきますね。とりあえず一カ月分。漢方はしばらく飲んでみないと、その人にあうかどうか分からないので」

「検診は、今日は必要ないですか？」

「体癌検査を去年の十二月にやってるんですよね？」

「はい」

「では年末でいいですよ。一年に一回でいいですから」

サクサクッとした先生である。爺ちゃん先生の半年に一回の定期検診をサボって来ているから、ちょっと不安だったが、まなみ先生がいいって言うんなら必要ないのだろう。そもそも検査しすぎじゃないかなぁとも思っていたのだ。

「ありがとうございました〜」

私は処方箋を持って、麻布十番の薬局に寄った。かつて住んだことのある町だから、三十年前によく行っていた薬局だ。まだそのままここにあるんだぁと、懐かしい気分で処方箋コーナーに座った。

1

更年期がやって来た！


「桂枝茯苓丸、一カ月分ですね」

薬剤師のオバチャンがにこやかに対応する。

「汗がどわっと出ちゃって、大変なんですよ」

と言うと、

「これから寒い季節になるからね、一人だけ汗かいてるとね～」

オバチャンは、体験者としてリアルに同調してくれた。

一カ月分のツムラ桂枝茯苓丸は、結構な量だった。一日三回の包で三十日。

「一カ月分1090円って、安っ。処方箋あると保険きくから助かるわぁ」

私はオバチャンぽく独り言をいい、麻布十番をあとにした。


桂枝茯苓丸を飲んで二週間ほどたった頃、昼間出先に持って行くのを忘れたことがあった。け、飲んでもそんな変わんないや、と思っていたが、飲まないと汗の量が違うのだ。一回飛ばしただけで……。

私は焦って、夕方は早く帰宅し、きっちり空腹時に飲んだ。

体感として、30%は汗を抑えられる感じだった。一日にホットフラッシュの起こる回数は変わらないが、発汗の激しさが減る。となると、結構効いているということではないか。

ただし、よどみなく食間に一日三回を厳守しないと、この効果は得られないから、マメな人向き、とも言える。プラセンタの効果は、確かに疲れにくくなったような気もする。体調がいいのは、季節が良くなったせいもあると思うが。ただし、二の腕の青あざはさらにひどかった。体質もあると思うが、風呂上がりに娘が発見して驚いたぐらいだ。

「どうしたの、これ!?」

「え？」

私も鏡で確認した。結構ひどい。慌ててアルニカクリーム（青あざ、筋肉痛治療自然薬）を塗った。三日ほど、打った側の筋肉痛もひどかった。肩こりというよりは、胸のほうまでこわばって痛かったのだ。なるほどこれがあるから、慣れてる人はお尻に打ってもらうのだな。詳細話せよ、編集者T(´･ω･`)

おっつけ、ソイチェックの結果も郵送されて来た。

「あなたは、エクオールをつくれていませんでした。」

「ガーン」

その数値、0・25未満って、カツカツやんけっ。

「あなたは、大豆を毎日食べていますか？　って、食べてるわいなっ」

もう二十年以上も毎日、豆腐、納豆、豆乳、味噌、醤

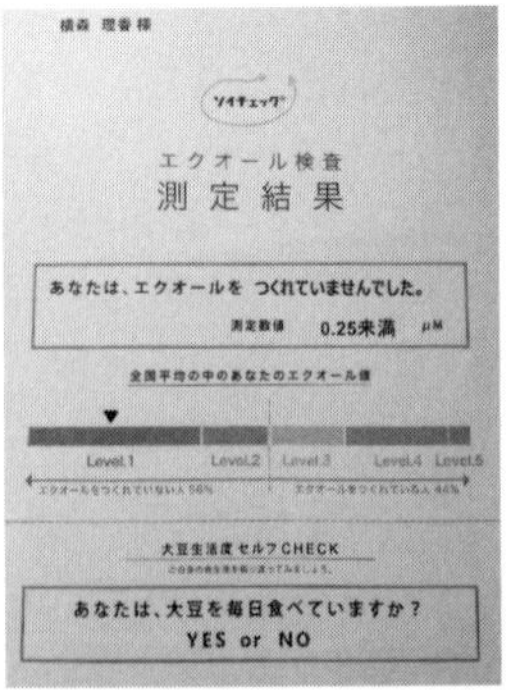

キットで尿をとり、送った結果がこちら（涙）

油と、大豆製品は意識して摂っている。もしかして、意味なかった？

「私もエクオールつくれる体質じゃないよ〜。そういう人でもエクオール摂れるサプリもあるから」

もう二十年以上の付き合いになる、おっとり系編集者Kが言った。

「あー、まなみ先生のクリニックでも扱ってた！」

「それそれ。私も摂ったことある。エクオールは小さい頃、大豆を食べてなかった人がつくりにくいとも言われてるんだよね〜」

「あ、私も納豆とか食べてなかった。納豆の匂いがダメで。大人になってからだよ、食べられるようになったの」

「大豆食品だけじゃなく、人それぞれ、食べたほうがいいものとか、食べないほうがいいものとかあるみたいよ。若返りの食事法を指導する、ショーシャ式体質診断ってのもあるから、行ってみる？」

「行く行く〜！」

というわけで、今度は編集者Kに誘われ、私はアンチエイジングで有名な和田秀樹先生のクリニックにお邪魔することになったのである。

2

Dr.ショーシャ式アンチエイジングに挑戦！

フランスのショーシャ式アンチエイジング法が日本で受けられるクリニック「和田秀樹こころと体のクリニック」は、なんと本郷にあった。それも、なんとも分かりづらいところである。

新御茶ノ水駅からタクシーを走らせ、降りたところで迷いに迷い、編集者Kとスマホで連絡を取りつつ、やっとお互いの顔が見えるまでに五分かかった。その距離の近さたるや、糸電話級だった。それも地下。なんで地下？　しかも雑然としている。

過去、物見遊山でアンチエイジングクリニック数軒に行ったことがあるが、こんな商売っ気のないクリニックは初めてだった。アンチエイジングクリニックといえば、赤坂とか銀座にありそうなものだ。高級サロンのように待合室も整っていて、ラッセンの絵なんかが飾ってあり、綺麗な女性スタッフが恭《うやうや》しく対応するのが常なのだが。

現れた和田先生もまた、隣のオタクおじさん、のような気さくさだった。近所の世話焼

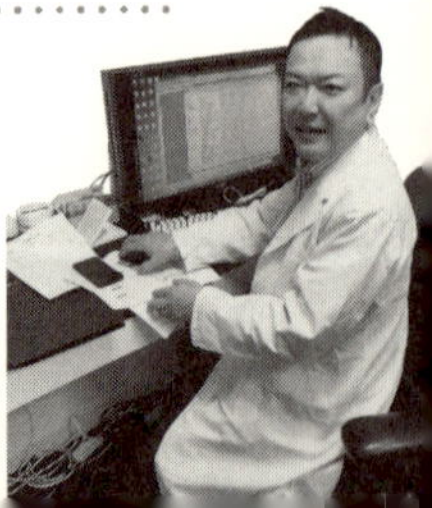

精神医学、抗老医学の権威。だけど気さくな和田秀樹先生

きばあさんに、

「あの先生ああ見えてね、東大卒の精神科医。海外留学経験もあって、老年精神医療の専門家。国際医療福祉大学の大学院教授でもあるんだよ」

と耳打ちされそうなキャラだった(すべてホントのことです)。

「だらしなく見えるけどね、何冊も本書いてる作家なの。それだけじゃなく映画監督でもあり、受験指導の仕事もしてる、マルチな先生なのさ」

「へー、人は見かけによらないものねぇ……」

と感心するほど突っ込みどころ満載で、近寄りがたい感じはまるでない。

世界のセレブも実践する若返り法

ところでショーシャ式ってなに? という話なのだが、世界のセレブが実践する、フランス人医師、クロード・ショーシャ先生の若返り法なのである。

アンチエイジングの世界的名医として知られ、故ダイアナ妃からゴクミ&アレジまでを指導。日本でも『カラダの中から美しく痩せる〈ショーシャ式〉体内リズムダイエット―食べても太らない魔法の食ルール―』が出版されている。

そのショーシャ先生から直接指導を受けた和田先生が、被験者の尿をフランスに、血液は台湾に送り、「体の酸化防止のための百二十種類にも及ぶ食品アレルギー検査」を行うのだ。

尿検査は代謝機能などの測定とそれに基づく老化度の判定。血液検査による「若返り」に関するホルモン測定、微量元素などの測定と、それに基づくホルモン補充療法や食事指導を行う。

当日朝の尿サンプルを二本持参し、血液のサンプルを五本採られた私たちに、先生は説明を始めた。

「みなさんアレルギーというと、花粉や食品、薬品などによる突発性のものだけと思いがちですが、実は慢性的に、ゆるやかにおなかの中で炎症を起こしている食品があるんです。それを調べて、避けて行く」

先生は表を見せ、

「たとえば、高危険度域まで達している食品があるとしたら、それを今後六カ月は禁止し、その後は四日に一度などに頻度を減らして摂取する」

と説明した。中程度のアレルギー反応食品に関しては、三カ月お休みして、その後は四日に一度などに減らして行く。すると、内臓がアレルギー反応で炎症を起こし酸化することなく、若返り

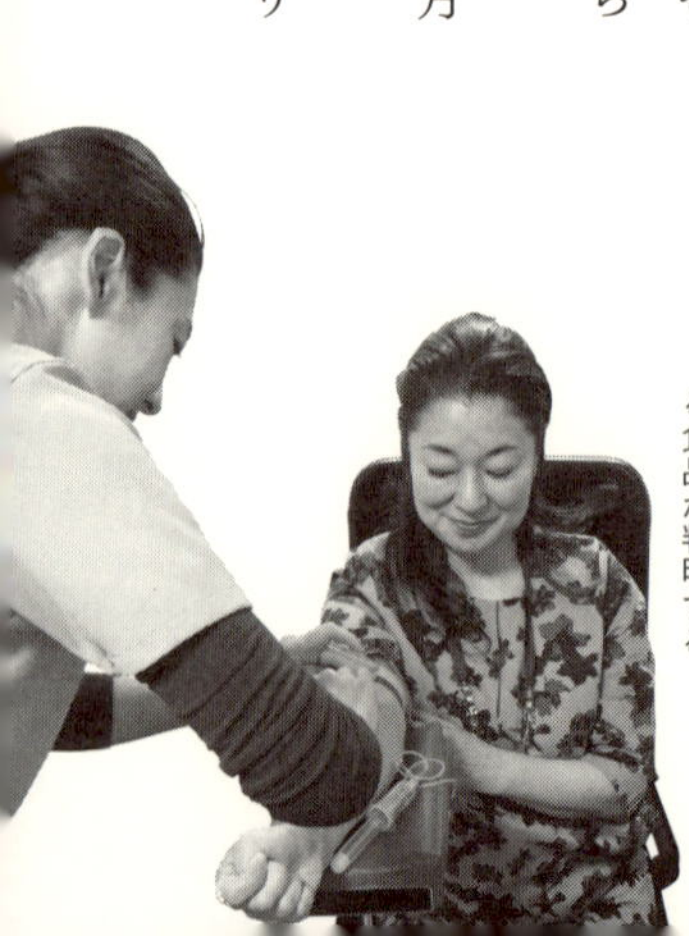

血液は台湾へ。アンチエイジングの敵、細胞に炎症を起こさせる食品が判明する

を促進できるというわけだ。

確かに、何かを食べて体中に発疹が出たりした経験のあるものは人間二度と食べないが、水面下で炎症を起こしているものなど、知る由もない。体の老化は「酸化」だということは知っていたが、ここまで具体的な検査と対処法があるとは！

私はもともとアレルギー体質で、小さい頃アレルギー検査もしたことがあるが、当時は大学病院でもせいぜい二十種類ぐらいの検査だった。百二十種類にも及ぶアレルギー検査と尿検査による代謝機能などの測定、先生による結果についての解説、説明、指導つき、となれば、この１８００００円（検体の送料実費、税別）という値段もうなずける。

冒頭にも書いたが、和田先生は決して商売根性のある人ではない。

「ホルモン補充療法もね、日本はネガティブな意識が強くて限られた人しかしてないんだけど、欧米では一般的なの。骨粗鬆症《こつそしょうしょう》予防やアルツハイマー予防にもなるし、年をとっても元気な生活を送れるんです」

ショーシャ式は女性だけでなく男性にもホルモン療法を施すという。

「というのは、女性は閉経後、女性ホルモンが減って男性ホルモン優位になるから活動的になるんだけど、男性は男性ホルモンが減ると活動的じゃなくなっちゃうんですよ」

「あー、だから休日のお父さんたち、家から出ないで一日中テレビの前で横になってるんですね！」

「そう、やる気を失ってしょぼくれてくる。そうならないために男性ホルモンを補充するんです。男性ホルモンを補充するっていうと、すぐあっちの目的かと思われがちですが、健康度を増して生活の質を向上させるためなんですよ」

確かに、若返りたいと思うのは単に肉体的な問題だけではない。気持ちが若返って日々が楽しくなったら、それこそ、「更年期なんて怖くない！」だ。

結果は、血液検査は数週間で来るが、尿検査は四〜六週間、遅いときは二カ月かかるという。必要に応じて、ショーシャ先生御用達、英国製「ディスポート」のボツリヌス菌注射もできる。

「僕も額《ひたい》にしてるんですが、張りすぎない穏やかな効果なんです」

あ〜、それで、最初にお会いした時、お顔がツルッとした印象だったんだ。先生は後から知ったが私より三歳年上。ならばもう少し、額などにたるみがあるはずだ。

ショーシャ・オリジナルフォーミュラによる薄毛治療もできるという。

「あ〜、抜けるんですよね〜、女性も。私も最近、シャンプーすると驚くほど毛が抜けて。薄毛で悩んでる女性、多いです」

「ホルモンなんです。年をとるとね、男性ホルモンがＤＨＴという悪いホルモンに変身してしまうんですよ。これが薄毛や禿げの原因。そこをブロックするのがこの５－α還元酵素阻害薬なんです」

2

Dr.ショーシャ式
アンチエイジングに挑戦！

と、先生は、よくタクシーの背もたれにささってるような小さいパンフレットを取りだした。

「男性機能を高め、女性にも有効！　フランス発最新医療。発毛実感98％以上。本当ですか？」

「本当です。合わせて、スカルプケアも行っていただくとより効果的です」

スカルプケアの商品開発にも携わっていて、発毛サロンの監修もしている。多忙な先生なので、月曜だけがここでの診察日ということらしい。

「発毛にはヘンプオイルもいいんですよ。麻の実から搾ったオイルで、抗酸化作用が強く、ホルモンバランスも整えるんです」

先生は1ℓぐらい入っていそうなヘンプオイルの大びんを取りだした。ラベルを読むと、コールドプレスでオーガニックとあり、オメガ脂肪酸も入っている。

「あと、こんな本も出してるんで、資料としてどうぞ」

と、先生は著書数冊と、ショーシャ先生の『体内リズムダイエット』をくれた。

オイルの蓋《ふた》をあけて匂いを嗅いでみると、青臭っ。

「こ、これを飲むんですか？」

「そう。ドレッシングにしてもいいって言われたけど……」

「臭いから鼻つまんで飲んじゃったほうがいいって？」

む、無理っ。アンチエイジングを実際にどこまでできるかは謎だが、とりあえず検査は出した。あとは結果を待つばかりだ。

「あ、そうだ。十一月三十日にショーシャ先生が来日するんですが、お会いになりますか？」

「えー!?　御本人にお会いできるんですか？」

「ええ、ここで診療するんですが、前日にはいらっしゃるので夕飯でも一緒に」

「ひえ〜、それはぜひ！」

マジかよ、おい、ダイアナ妃の元お抱え医だぞよ。これぞ前頭葉刺激ＭＡＸやんけ（前頭葉の刺激が若返りの秘訣と、先生の本に書いてある）。

まだ何もしていないのに、なんだか若返った気分で、私たちはクリニックを後にした。

ショーシャ先生来日！

私と編集者Ｋは、和田先生のはからいでアンチエイジングの世界的権威、Ｄr.ショーシャとディナーをすることになった。世界中にあるショーシャ式クリニックをまわる超多忙な彼の滞在時間はわずか二日。初日の夕食を共にできるという滅多ない機会であった。

これだけでもテンションＭＡＸ、前頭葉に刺激入りまくりの私たち（五十代）。久しぶ

2

Dr.ショーシャ式
アンチエイジングに挑戦!

りにワンピースを新調し、美容院に行ってから赴いた。編集者Kも、加齢のため足が痛くなってからというものスニーカー生活だが、この時ばかりは、

「久しぶりにハイヒール履いちゃった♡　ワンピースも……」

と、オシャレをしてきた。うーん、これだけでも若返り効果満点。

待ち合わせはDr.の滞在する溜池のANAインターコンチネンタルホテル。クリスマスツリー眩《まばゆ》いロビーに、謎の東洋系美女を連れてショーシャ先生は現れた。

「ええ!?　奥様か愛人同伴?　さすがフランス人。しかも東洋系?」

と思いきや、彼女はフランスでショーシャ式を学んだ大阪の美容外科クリニックの先生だった。その後ろから、人の良さそうな初老の紳士も付いてくる。この方は、「ラクリニーク ド パリジャパン」の社長さんだった。

というわけで総勢六人がホテル近くの寿司屋個室に会し、ディナーが始まった。ショーシャ先生は和食が大好きで、若返りにはまさに理想的な食事だという。

ショーシャ式は、それぞれの内臓の働きがMAXの時に食べ物を選んで食べるタイミングダイエットで、血糖値が急激に上がらない低GI値を心がけ、細胞の炎症を防ぐには、まずタンパク質から食べ、野菜、最後に炭水化物を少々。

この内容の食事を朝、昼、晩、としっかり摂る。プラス、糖分を代謝する膵臓《すいぞう》の動きがMAXの午後四時から五時の間に、おやつとしてカカオ70%以上のチョコレートも二か

け。これで太ることも、細胞を傷つけることもなく、効率よく栄養が摂れる。

そしてアンチエイジングには新鮮な生魚の油が最高の美容液。生なら酵素もそのままいただける。野菜の抗酸化作用も期待できるから、和食のコースはまさに若返り食なのだ。

「この寿司屋はチェーン店なんだけど、ここと銀座だけは高級バージョンなの。ワインも持ち込めるしね、なかなか美味しいんだよ」

と和田先生。事前に、季節のお料理が色々と出て最後にお寿司というコースもオーダーして、自宅ワインセラーから素晴らしい白ワイン二本も持ち込んでくれていた。

「この先生は見かけによらずグルメでね……」

とまたあの近所の世話焼きババア（架空）に耳打ちされそうな瞬間であった。

ショーシャ先生は、さすがにアンチエイジングの世界的権威だけあって、七十代にはとても見えないほど若々しかった。何が若いって、気持ちと雰囲気が若いのだ。

優しくてチャーミングで好奇心いっぱい。まるで少年のような雰囲気を持った大人の男性。お洒落だし、ピュアで楽しい人だから、世界のセレブも懐いてしまうのだろう。

一年の四分の一は直営のクリニックがある香港にいて、コン・リーやジャッキー・チェンも顧客のようだ。

テーブルに着き、自己紹介と記念撮影が済むと、ショーシャ先生は盛んにスマホをいじっている。あまりに夢中で楽しそうにやっているので、ゲームとかしてたらどうしよう

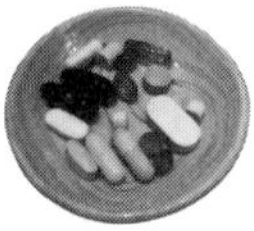

かと思った。そんな妄想が湧いてくるほど、お茶目な方だった。

「時差があるから、連絡を取らなきゃいけない人たちが起きてる時間なんで、すみませんね」

と、社長が注釈をつける。ショーシャ先生が顔をあげ、

「フィリピンの島にウェルネスセンターを作ってね、そこでシャーシャ式が受けられるの。綺麗なところだよ。ほら」

と言って、その島のサイトを見せてくれた。ホワイトサンドのビーチ、透明なエメラルドグリーンの海。素敵なところだった。

「へえ、日本からフィリピンは近いし、バケーションに行ったついでに若返って来られるわけですね！」

驚いたことに、ショーシャ先生、ご自身のサプリを食事前に小皿にあけ、摂りながら食べる。後から和田先生に聞くと、ショーシャ・オリジナルサプリメントは食品だから、食事と一緒に摂ると効果的に吸収できるんだそうな。

過去、フランス人とのディナーは、三時間フランス語訛《なま》りの英語で激論を交わし、ワインをがぶ飲みして大量の料理を食べるという辛《つら》い思い出があるが、さすがアンチエイジングの世界的権威。ワインは舐《な》めるように嗜《たしな》み、お水をたくさん飲む。

これでワインの味は楽しめるけどアルコールの害は減るらしい。ほろ酔い気分で、食事

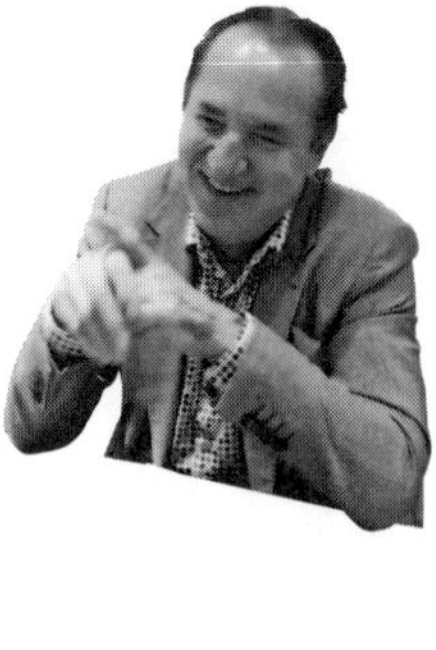

笑顔がチャーミングなショーシャ先生。寿司の合間にサプリをおつまみ的に摂取

も最後まで楽しめるというわけだ。

そして、ショーシャ先生は英語をしゃべるが、簡単な英語で必要最低限をしゃべるから楽だったし、世界中飛び回っているだけにフランス語訛りがなかった。しかし私たちが日本語でしゃべっていて、ショーシャ先生が一人でスマホをいじってると、仲間はずれみたいで気になった。

話しかけると、

「大丈夫、私も楽しんでるから」

とスマホから目を離さない。スマホ二台を操り、どこの国でもマイペース。こんな七十代見たことない！

「ショーシャ・メソッドはいまや日本でもメジャー化しているみたいなんです。大手製菓会社から大人の女性のための商品も出ていて、カカオ70％以上のダークチョコレートが三種類。高ポリフェノール、美と健康を考えたチョコレートと謳ってるんです。きっと、キャリアウーマンが午後四時から五時の間にオフィスで食べてるんだと思いますよ～」

とお伝えすると、素直に喜んでくれた。いつも微笑《ほほえ》んでいるし、気取らないし、フレンドリー。編集者Kの持ってきた『Ｍｙ Ａｇｅ』も興味深く見、「表紙のこの女性は誰？」とマーケティングリサーチも欠かさない。

しかも翌日、これまた和田先生のはからいでショーシャ先生が施術しているところを見せてくれることになった。

2
Dr.ショーシャ式
アンチエイジングに挑戦!

「そ、そんな、いいんですかぁ?」

と驚いたが、嬉しさ余って翌朝も飛び起き、十一時に本郷「和田秀樹 こころと体のクリニック」に赴いた。

待合室にいたのは、年齢不詳のアイドル系美女=和田先生の奥様と、そのお友達二人だった。女子会ノリで楽しそうにおしゃべりしている。ショーシャ先生が来日するたび、施術してもらってるんだそうな。

お友達は年上(アラ還)だから「ディスポート」のボツリヌス菌もヒアルロン酸も注射するが、奥様と、もう一人のお友達(アラフィフ)はまだ血小板だけだそうだ。採りたての自己血を遠心分離器にかけて血小板だけ取り出し、顔に打つ。再生医療だから少々お高いが、顔が深部から若返るという話だ。

「今、ボツリヌス菌もヒアルロン酸も薄利多売だからどこでもできるけど、安かろう悪かろうで問題も起こってるし、質の悪いものを多額の費用をかけてやっても効果が長続きしないんです。この英国製ディスポートのボツリヌス菌注射は自然な張りをもたらすので仕上がりも不自然じゃないし、三、四カ月もつんですよ」

と和田先生。全体的な張りをもたらすのは血小板、眉間《みけん》や法令線などできてしまったシワについてはヒアルロン酸やディスポートを使う。

ショーシャ先生が顔にマーク書いて注射して行く。白衣を着て男っぷりもUPしたショーシャ先生、施術する様はまるでアーティストのようだ。

血小板だけでいいと言っていたお友達も、

「ここにディスポート打てばもっと綺麗になるよ」

とショーシャ先生に言われると、

「はい、じゃ、お願いします♡」

と心変わり。まさに美のカリスマだ。

今日は施術を受けるためみなさんすっぴん。それでもお美しく、注射後の顔を保冷剤で冷やしながら、マダムランチにお出かけになった。施術直後はかなり赤いから、

「痛くないの？？」

と泣きそうになりながら聞くと、

「そりゃ痛いけど、打つときだけだから」

とみなさん。

「三十分ぐらいで赤みも引くしね」

ショーシャ先生はちゃんと的確なところに打ってくれて、そのあとモミモミしてくれる

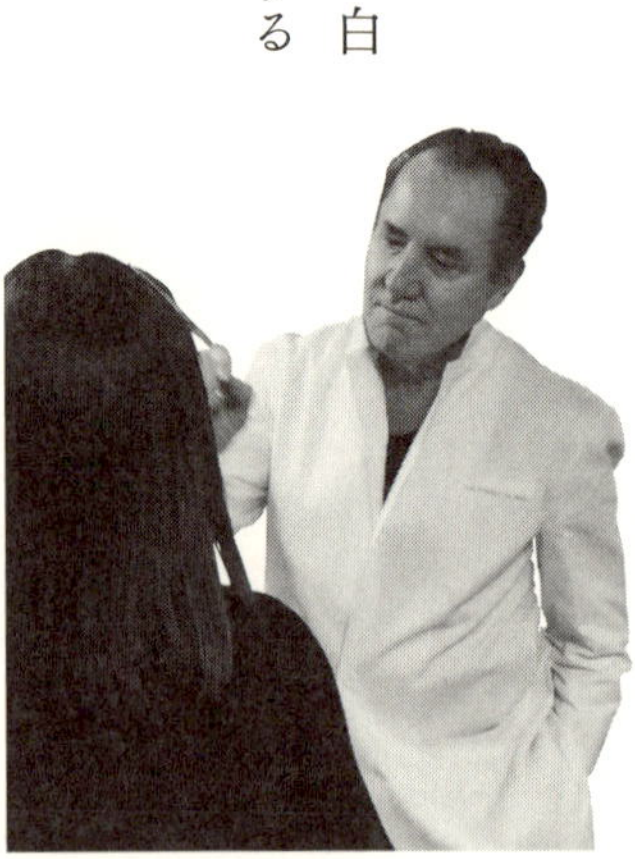

画家が絵を描くように施術する姿がかっこいい。目はあくまでも鋭く手さばきも素早い

から、三十分後には五歳若返った顔になるのだという。テキトーにチャチャッと打つ施術とは質が違うのだと。さすが、世界のセレブが大切な顔を預ける先生である。

「でも、でもでもでも、顔に注射するの、こわーい！！！」

と私は心の中で叫んだ。怖くても痛くても、美に対するド根性があるマダムたちの勇気に乾杯だ。

頭に、顔が垂れたまま温泉に浸かって気持ち良さそうにしている編集者Kと自分の姿が浮かぶ。ぷっ、負け組〜。


施術の終わったマダムたちがベンツで山の上ホテルにランチしに行った後、私たちはまた、クリニック至近のレトロな喫茶店でランチをした。

ここは本郷。和田クリニックの看護師さん（美人アラフォー）と日本代理店社長も含めた六人で一列に並んで和定食を……渋っ。

私とショーシャ先生と社長と看護師さんはサバの味噌煮定食（オメガ脂肪酸狙い）。和田先生と編集者Kはポークカツレツ定食をガッツリ。

「ショーシャ先生はここのコーヒーが大好きでね。サイフォンコーヒーなんだけど、お母さんが淹《い》れてくれたコーヒーの味だって、一人でもここ来るんだよ」

と社長さんが説明してくれた。

「血液型によっても避けたほうがいい食品群があるって十年ほど前にショーシャ先生が言ってたんだけど、もう血液型別ダイエット本って出ちゃってるでしょ？　もっと早く出しとけばよかったなぁ」

と社長が残念そうに言う。

「そうなんですよ〜、私はO型なんだけど、ショーシャ先生にヨーグルトは避けたほうがいいって言われてたのに、好きで食べ続けていたら、疲れている時ひどいアレルギー症状が出ちゃって、大変な思いをしたんです」

看護師さんも言う。

「ちなみに、B型は避けたほうがいい食品、ありますか？」

ショーシャ先生に聞くと、スマホから目を離さぬまま、

「特にないね」

とあっさり。香港にいる三度目の奥方（アジア系）とLINE無料通話でビシバシ話してる。ちょ、ちょっと夫婦喧嘩っぽい？

「それではまたどこかで〜」

ショーシャ先生たちに別れを告げた後、打ち合わせのため、また別の喫茶店に入った。

「外国人と英語でしゃべっちゃったってだけでテンション上がったー！　私、外国語なんか習おうかな♡」

「うん、それいいと思うよ、前頭葉刺激で若返り〜」

施術を受けるマダムたちの様子を見せてもらっただけて、若返った気分の私たち。実に安上がりである。隣のサンマ焼く匂いでごはん食べられちゃうタイプ? お気楽に笑い合う私たちであった。

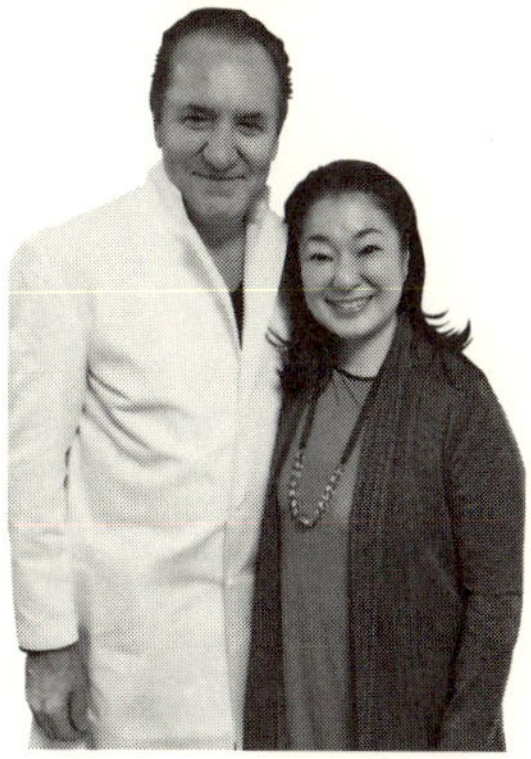

ショーシャ先生と。ランチ後、永遠の美と健康を望む世界のセレブ達の元へ旅立っていった

3

アンチエイジング検査の結果を聞きに行く

一月も後半に入り、やっと和田秀樹先生の「和田秀樹 こころと体のクリニック」に、検査の結果を聞きに行くことができた。

折しも東京は大雪。長靴を履いて本郷に馳せ参じた。ここで転んで足をくじいてしまったら、アンチエイジングどころではない。

「横森さんは状態も良く、サプリもあまり必要ないですね。朝二個、夜一個。この年にしてはホルモンバランスもいいし」

和田先生が相変わらずのほほ〜んとした調子で言う。ホッ。

しかし気になるのは食物アレルギーだ。食いしん坊の私にとって、禁忌の食物が出るということは、結構な大事件なのだ。

検査結果資料のコピーを二十枚ほど出し、和田先生は英語のグラフを見せた。

「急性のアレルギーはないですが、亜急性のアレルギー反応を持つ食品に……あ、卵白がダメだね」

「卵白!?」

「これは中程度のアレルギー反応が出ているので、三カ月は食べないで、その後は四日に一度は食べてもいいと」

　亜急性のアレルギー反応が出ている食品は、体の中で軽い炎症を起こして老化を促進してしまうので、アンチエイジングの意味でも体調管理の上でも食べないほうがいいという。

　グラフを見ると、その下の項目も軽度のレベルまで伸びている。

「卵黄は軽度のアレルギーだから、食べ過ぎないようにしましょうレベル。あ、それより横森さんは小麦がダメだわ」

　見ると、Ｗｈｅａｔの項目が中程度までぴよーんと伸びている。

「ええ～、小麦ぃ？　卵と小麦がダメなんて、じゃアメリカンブレックファストはＮＧですね」

　朝はいろんなパンを楽しむ生活を子供の頃から何十年も続けて来た私にとって、今更な結果だった。しかも「卵と小麦」なんて、どっかの手作りケーキ屋さんの名前みたいでもある。

「パンだけじゃなくパスタもケーキもうどんもぜーんぶＮＧじゃないですか！」

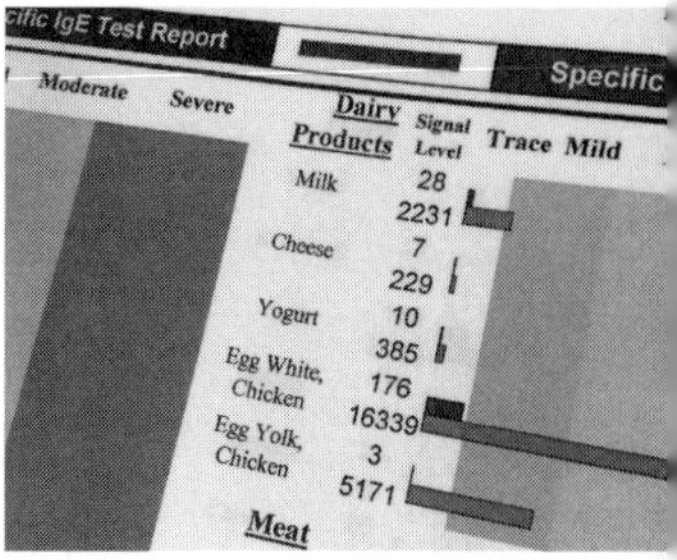

卵白にアレルギー反応が。が、最大の反応が出ていたのは小麦だった!!

食いしん坊の叫びに、和田先生が面白そうに「うんうん」とうなずいている。

「蕎麦《そば》とごはんと雑穀は大丈夫だから、ね」

傍らで聞いていた編集者Kが宥《なだ》めるように言う。

「黄身は食べてもいいから白身だけ食べなければ」

和田先生も言う。

卵は毎日食べるわけではないが、炊き立てごはんに生卵とか、たまに堪能するし、そろそろふわふわの厚焼き卵でも焼いて食べたろか〜、と思っていたところだ。スクランブルエッグだって、黄身だけじゃかたくなってしまうでないの。卵料理のふわふわ感は、白身と黄身が合わさることによってできるわけで。

味付け卵に至っては、だしの染み込んだ白身を食べなきゃ意味がない。だいたいそもそも小麦がダメだから、ラーメン屋で味付け卵をつけて、も三カ月はＮＧだ。一番寒い時期にラーメンが食べられないとは！

食いしん坊なので、食べられない恨みがこみ上げて来た。

「軽度のアレルギー反応が出ている食品がこれね」

「牛乳、牡蠣《かき》、リンゴ、イースト菌、蜂蜜、クコ……、あ！　過去何年間かクコ茶を集中的に飲んでいました」

クコを一つかみお湯に入れ、ふやけたらそのお湯を飲んで実も食べるという「クコ茶」

を過去数年間ほぼ毎日飲んでいた。

「わりと好きでよく食べるものにアレルギーが出るって言うよね」

と編集者K。彼女は、その日もお味噌汁の具にして食べて来た大好きなキャベツと、わりとよく食べるピーマンにアレルギー反応が出ていた。

「やっだ〜。健康のために飲んでたのにぃ」

漢方薬局のオバサンにすすめられ、しつこい咳の風邪を治すため、そして飛蚊症になってからは目にもいいということでさらに倍量のクコを入れて飲んでいた。ここ一年ぐらいその味にも飽き、ルテインのサプリに変えたが……。

「牛乳は飲まないからいいとして、牡蠣。大好きなんですよね〜。これ、軽度だから一個、二個なら食べてもいいんですよね？」

和田先生が「うんうん」とうなずいている。

食べなくても死ぬわけじゃないんだから、こんなにショックを受けることもないのだが。リンゴ、蜂蜜、イースト菌に至っては、食べ過ぎることもないから気にしなくてもいいとして。季節の生牡蠣、うーん、三つ、四つ食べたいところだ。

「それでこれが、横森さんのサプリ」

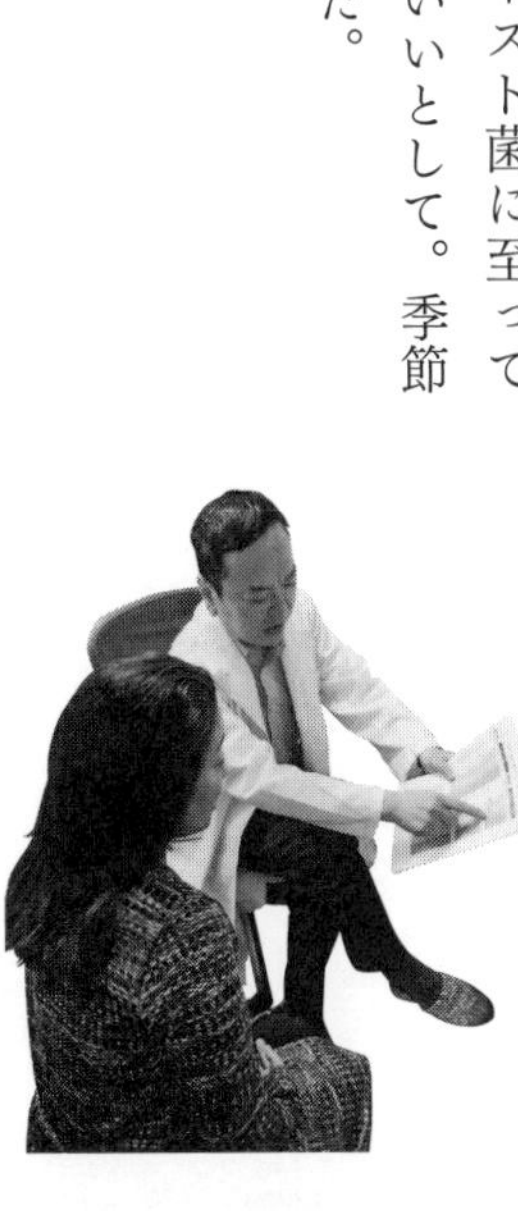

結果説明を受けるが、気になるのは食べられなくなる物のことばかり…

和田先生がドドーンと、二つの大きめ保存容器に入れたサプリを取りだした。

「こ、こんなにたくさん」

「でも二カ月分だから。横森さんは少ないほうだよ。ほら、これが朝の」

一食分ずつがおっしゃれ～なシルバーのショーシャ先生オリジナルパッケージに入っている。和田先生が触ってみて、

「二粒だよね」

資料を見ながら確認。

「ビタミンＢ$_9$製剤と、ＥＰＡ（良質な魚の油）の百倍抗酸化作用が強力と言われている製剤。こちらは夜も一錠」

「今摂ってるサプリとの併用も大丈夫ですか？」

私はビタミンＢ、Ｄ、Ｅ、カルシウムと、タイムリリースのビタミンＣとルテイン、そして二カ月前からはエクエルを摂っていた。

「うん、摂ってもいいけど、今回の診断では処方されたものだけ摂ってればいい感じ」

尿検査の結果、足りないもののグラフを見ると、私の場合ビタミンＢ群が不足気味、中でもビタミンＢ$_9$が足りないので、それを足してあげることになったらしい。Ｂ$_9$とは聞きなれないが、代謝の活性化と循環の改善に役立つらしい。

「それより横森さんは腸内の悪玉菌が多いので、一週間抗生物質で除菌して、乳酸菌を足

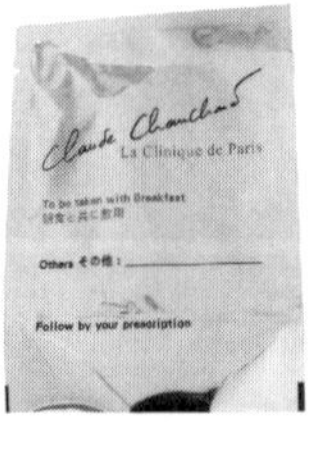

さすがフランス。シルバーのお洒落なパッケージ

してあげる」

手作りオーガニックな食生活を心掛け、外食も少なく、野菜や発酵食品をマメに食べるだけでなく、毎日乳酸飲料を飲み、腸内の善玉菌をコツコツつくっているはずの私が、なぜ!?

「先生、私、結構食生活には気を付けているんですが、悪玉菌が多いとは?」

「これはね〜、気を付けても、体質でなっちゃう人がいるの!」

もう、これぱっかりはしょうがない、というわけだ。

「でも、こんな風邪の季節に抗生物質なんてー」

せっかく育んだ腸内フローラちゃん、私の免疫力が台無しじゃないの!

「まぁ、もうちょっとしてから除菌してもいいんだけど……」

和田先生は優しいから、どうしてもこうしなさい、ということは言わない。しかしあとで資料をちゃんと読むと、結局、腸内の環境を整えてあげないと、せっかくのビタミン類が吸収されづらいのと、代謝がよくならないのでアンチエイジングがうまくいかないということらしい。

「横森さんの場合は代謝機能が少し落ちているのでこれ、成長ホルモンの分泌を促すサプリ、週三回、寝る前に水かジュースで溶いて」

かなり多めの粉薬が出ていた。

「これ、水で溶いて飲めるような味なんですか？」

もう、禁忌の食品を出されただけで脅威に感じているので、これ以上まずいものなど飲みたくない。

「いや、水ではちょっと……」

「じゃ、ジュースでっ」

「横森さんなんか週三回だからいいよ。私なんか週五」

編集者Kが宥める。寝不足や夜更かし、ストレスの多い職業柄、Kは同じ年にしては老化が進んでいて、サプリも仰山処方されていた。しかもサプリが嫌いでふだん全然飲んでいないから、急に飲むのはかなりの修業だろう。

「それから神経伝達物質なんですが、ドーパミンとセロトニンはかなり出ていていいんですが、アドレナリンがあんまり出てないから運動が必要だね」

「え〜、走ったりってことですか!?」

週三、四回はベリーダンスをしているが、確かに激しい運動はしていないので、運動不足と言われればそれまでだ。

「散歩でもいいし……」

散歩……電動自転車のサイクリングじゃダメですか？

3

アンチエイジング検査の結果を聞きに行く

帰りの電車の中でいただいた資料をよく読むと、処方されたサプリとお薬の摂取ほか、アレルギー食品を避けることと、タンパク質をなるべく摂り、水を充分に飲むことが記されていた。

そして週四日ほど、鮭、オリーブオイル、ホウレンソウ、鶏の胸肉などを主体にし、動物性脂肪や植物性脂肪の少ない食事を摂ってくださいとのことだった。

「どうしよう〜、痩せちゃう〜」

私は嬉しい悲鳴を上げた。

が、痩せるわけはない。禁忌の食品で少々ショックを受けたが、立ち直りは早い。小麦がダメでも、つるつる系はライスヌードルだってある。近日中に渋谷のベトナム料理屋でフォーを食ってやろうと心に決めた。

帰ると「らでぃっしゅぼーや」で来ていた鶏もも肉（胸肉に変えねばっ）にハーブとトリュフ塩をかけてソテーし、野菜と一緒に。翌朝、夫と娘にはトーストを焼いて食べさせたが、自分は和定食を頂いた。

里芋と牛肉と白滝の煮もの、豆腐のお味噌汁、ごはん、いくらの醤油漬け、焼き海苔《のり》、白菜の漬物。

「カーチャン、朝からごはんなんて辛くない？　三カ月もパン食べられないなんて……」

親に似て食いしん坊の娘が、泣きそうな顔をして言う。

「うん、今日米粉のパン屋さんに行って米粉パン買ってくるよ」

自由が丘に確かあったはずだ。

「お蕎麦だったら食べられるから、お昼『さらしん』行った帰りに寄ってくる」

私は電動自転車で自由が丘のお気に入り蕎麦屋「さらしん」に赴いた。そしていつもは頼まない十割蕎麦を初めて頼んだ。つなぎの小麦粉が使ってないだけにツルツルとした食感はないが、美味しかった。

なんかストリングス状にした蕎麦がきみたいだが。噛んで楽しむという感じか。

天ぷら蕎麦は衣が小麦粉だからNGだし、牡蠣南蛮にしたいところを穴子蕎麦にしておいた。ここの牡蠣南蛮は、ぷりっぷりの大きい牡蠣がゴロゴロ入ってて美味しいのだが。

帰りに、米粉のパン屋さん「WARA」に寄り、米粉パンを買おうとした。が、やはりつなぎに三割小麦粉が使ってあるのだという。

「100%米粉はそのシフォンケーキだけです」

と言われ、思わず買ってしまった。

小麦がダメなら代わりに米粉のケーキを食べなさい♡

なんて、マリー・アントワネットみたいなことは言われてないのだが。

「やはり小麦粉が完全に入ってないパンというと、グルテンフリーのものを求めるしかないんですかね?」

お店の人に聞くと、うんうんとうなずいている。

家の近くの「紀ノ国屋」に寄ってグルテンフリーものを探したが何もなく、なぜか生クリームを買って帰った。これを泡立てて、米粉のシフォンケーキにたっぷり乗っけて食べてやる！　あ、この間Ａｍａｚｏｎで買った今話題のスーパーフード、カカオニブなんか入れたら超美味しいかも〜。

昔から、ダイエットしようと思ったとたん色々食べたいものが頭に浮かび、逆に食べてしまうので、ダイエットしようと思わないほうがマシなのだ。

「生クリームは禁忌食材じゃないし〜、へっへっ」

家に帰るとブラウンシュガーを入れた生クリームを泡立てて、カカオニブを混ぜて、米粉のシフォンケーキにたっぷりかけていただいた。

「うわっ、ふわふわっ。幸せ〜♡　カカオニブの香ばしさと食感がまた……」

ショーシャ先生がこのシーンを見ていたら、絶句するであろう。しかも午後四時台でもないのに、甘いものを堪能している。そして食べ終わったあとよく考えたら、シフォンケーキは卵白を泡立てて作るものであった。

反省した私は、Ａｍａｚｏｎでグルテンフリーのパンを購入。ショーシャ式処方箋を冷蔵庫のドアに貼り、ふんどしの紐を締め直した。

グルテンフリーな食生活模索の日々が始まった。

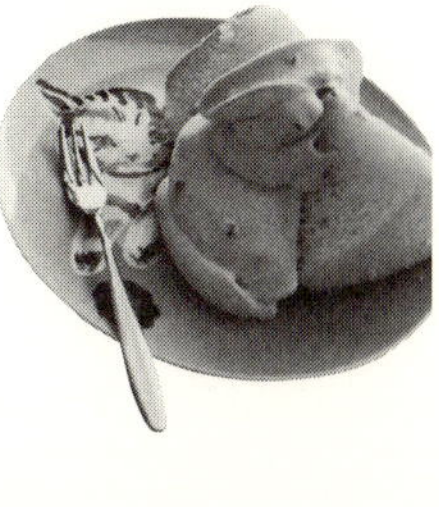

なにを血迷ったか、卵白で出来たシフォンケーキに生クリームをたっぷり

4

「シェイプupガールズ」中島史恵さんに空中ヨガを習う

『My Age 2015 秋冬号』で鈴木保奈美さんがやっていた「空中ヨガ」に行ってみたら、あまりの気持ち良さにハマってしまった。

アンチエイジング仲間の編集者Kに、

「代官山の空中ヨガが気持ち良くって〜♡　今度一緒に行こうよ！」

としつこく言っていたら、取材で行くことになってしまった。なんと、保奈美さん担当の編集者Tが、「avity代官山スタジオ」代表の中島史恵さん本人から教われるよう、頼んでくれたのだ。

三時に「avity代官山スタジオ」を訪ねると、中島さんは既にレオタード（って言うか？）姿で待っていてくれた。カッコイイ〜♡　さすが「シェイプupガールズ」！　素人とはレベルが違うのね〜。身長が高いのに、顔が小さいぃぃぃぃ！　足、長っ。しかも笑顔が超可愛い！

4

「シェイプupガールズ」
中島史恵さんに空中ヨガを習う

「今日は基礎からしっかりやって行きたいので、まずハンモックを使う前に骨盤を整えてから始めたいと思います。骨盤調整にご興味ありますか？」

「あります、あります」

「固まってるし、ズレてるから～」

編集者Kと私は、まるで綺麗なお姉さんに美味しそうなエサを与えられた犬みたいだった。キャンキャン！

「骨盤ブロックっていうものがあるんですけど……」

取り出したそれは、三角形のブロックだった。

「わ～、それは見たことないわぁ」

ボディワークは色々経験がある私でも、初めてだった。

「整体の先生が使ったりするものなんですが、ヨガの前に使うと、骨盤が整うんです」

中島さんは、背骨と骨盤の模型を持ってきて、説明を始めた。

「ここが仙骨というところなんですが、まずみなさんここが固まってて、ヨガのポーズがうまく行かないことが多いんですね。なので、まずここに骨盤ブロックを置いて、ゆるめてあげるんです」

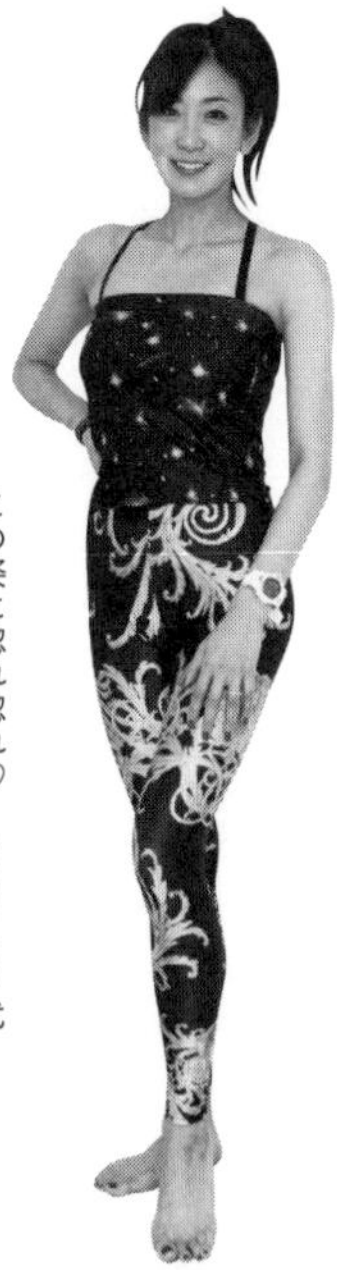

この姿に惚れ惚れ♡　avity代官山スタジオ代表・中島史恵さん。'95年「健康と美のサポーター」＝「シェイプupガールズ」として芸能界デビュー。3年前、NY発の空中ヨガ（エアリアルヨガ）をいち早く取り入れたスタジオをオープン

「おおっ、気持ちいい！」

尾てい骨の辺りにこの骨盤ブロックを仕込み、仰向けになって自分の体重を使って、じわ〜っとゆるめて行く。

「現代人は座っていることが多いので、腰は思いのほか固まっているんです」

中島さん曰く、「運動は、運を動かすこと」。体を動かさないと「運」も動いて行かないので、とにかく体を動かすことが大切なのだと。

「そしたら次は坐骨の下に置いてくださいね〜」

ちゃんと置けてるかどうか、チェックしてもくれる。

「最後はうつ伏せになって、鼠蹊部《そけいぶ》、コマネチのところに置いてみてください。ここは大きいリンパがたくさん通っているところなので、ゆるめるだけで代謝が良くなるんですよ〜」

体のことをすごくよく勉強している中島さん、ヨガというよりピラティスの先生みたいだった。

「じゃ、ハンモックを吊るして行きますね」

空中ヨガ前半は、体のことをしっかり説明しつつ、呼吸もしっかり入れつつ、ヨガの基本を丁寧にひとつひとつこなして行く。骨盤ブロックで調整していたせいか、股関節は断

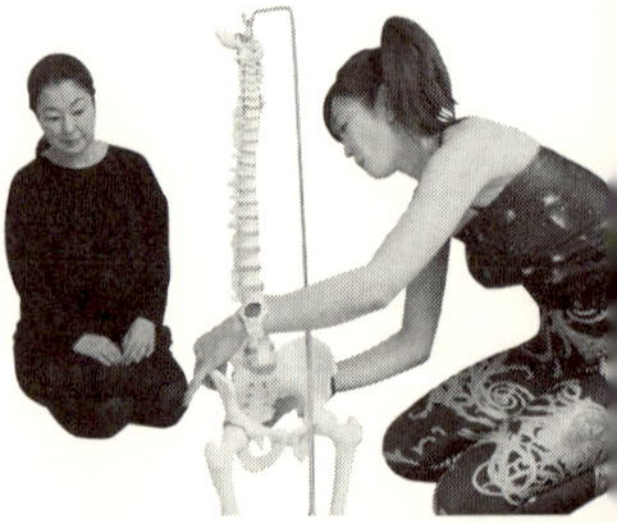
骨盤回りのゆるめるべき場所を模型を使って説明

4
「シェイプupガールズ」中島史恵さんに空中ヨガを習う

然動かしやすかったが、私と編集者Kは、職業柄もあり、肩関節がヤバかった。

「ひ〜、痛い〜」

「右、全然動かないっ」

雄叫《おたけ》びをあげつつ、

「でも気持ちいい〜」

と、ハンモックなしではあり得ない深いストレッチを堪能した。

脇の下にハンモックを入れ、自分の体重をかけて重力でジワジワ伸ばしているので、無理なく深く入るのである。

「脇の下もリンパがたくさんあるので、ここと鼠蹊部をほぐしてあげるだけでも、全身状態が全く違ってくるんですよ」

中島さんはダンスによる故障から体のことを学び始めたという。自分のメンテナンスから始まり、多くの人をメンテし、キレイに導きたいという思いから、このスタジオを開設したのだ。

一時間、じわじわ、じわじわ体中をほぐし、最後は体幹を鍛えて、逆転のポーズ、そしてハンモックにくるまって「シャバアーサナ」、涅槃《ねはん》のポーズで一丁上がり〜。

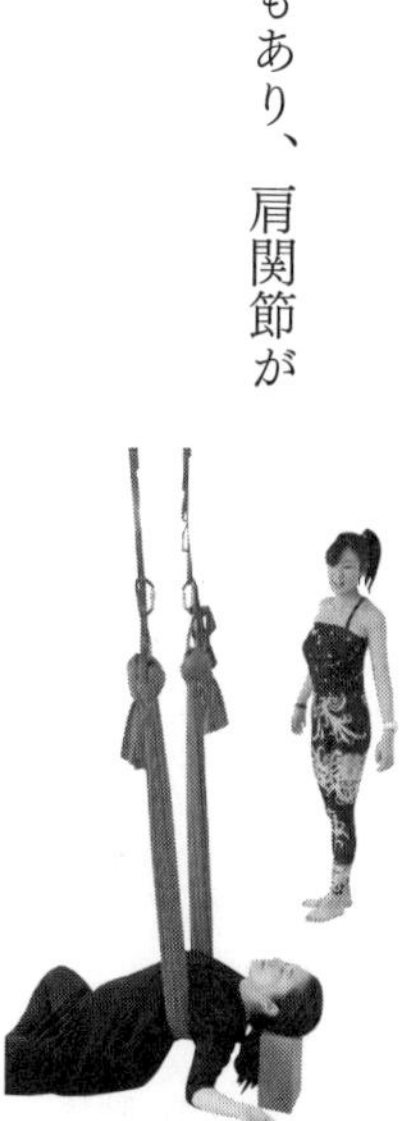
各部位ごと、ハンモックに身をゆだねているだけで、深いストレッチ効果が

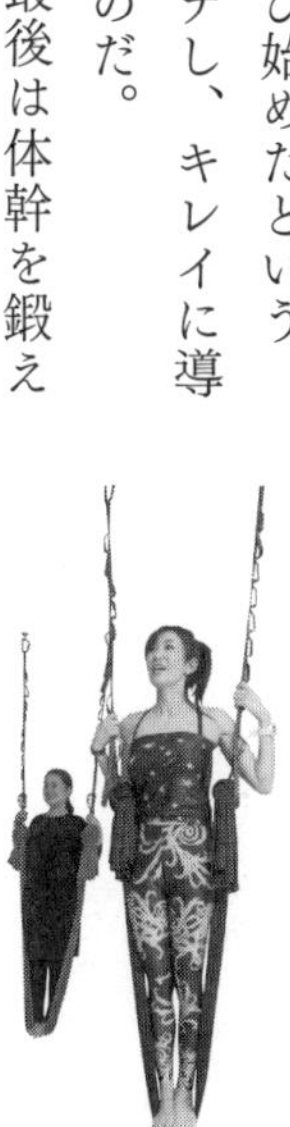
① START!
いよいよ立ちポーズ。なんだか懐かしいぶらんこ状態。ハンモックは重さ1トンでも大丈夫な特殊な素材とか

「は〜、気持ち良かったわ〜」

「久しぶりに全身動かした感じ……私も通います！」

「本当はもっとお伝えしたいことがあるんですが、今日は時間が限られてるので、なかなか全部は……」

「通います！」

「岩盤ヨガで汗を出していただくのもオススメですよ。マグマの力で体が芯から温まり、汗をかくと、そこからみなさんぐっと変わって行かれるので」

そ、そこまでは、ちょっと……。

「あ、今クラスが終わったところなので、ちょっとスタジオ見てみますか？」

ドアを開けると、むあ〜っと、湿度を帯びた熱気が。

「岩盤の下に水が流れているので、乾燥することなく、息も苦しくないんですよ」

薄暗い岩盤スタジオからは、汗だくの、ものすごいスリムな方々が出てこられた。ス、スリム……。同世代の方もいらっしゃる。

「ゆるやかな運動しか無理、とおっしゃってた方が、この岩盤ヨガ

2

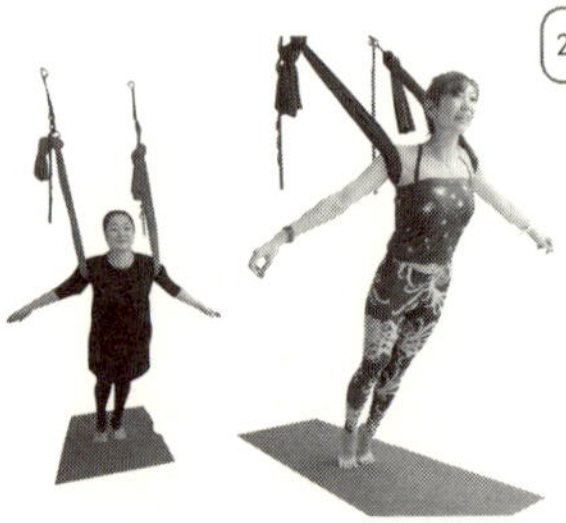

3

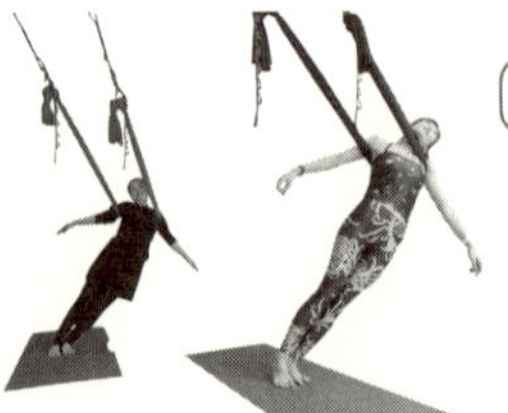

ぶら〜ん。ハンモックに身をゆだねる快感♡

でスイッチが入って、一気に美BODYへと変わられるんです」
び、美ボデー！　そこまで高みは目指せないけど、理香、頑張る♡
たまに吊るされに来ます、と心に誓った。

寒さが増す二月、富士山の溶岩を敷き詰めた岩盤ホットヨガに興味はつのった。しかし暑いの苦手だしなー。とは思いつつ、
「寝転んでるだけのクラスとかもありますよ？」
と中島さんに言われると、とりあえず一回はやってみるかという気になって来た。

それに、アンチエイジングを色々やっている私と編集者Kは、容姿の変化よりなにより、「やる気」が出てきていた。編集者Kなど、ずっとゴルフなんて朝早くてヤダと言っていたのだが、ゴルフレッスンにまで通い始めたのだ。

若返りはまず、「やる気スイッチ」からだった。

私は日曜の午前中、骨盤調整ヨガで岩盤デビューした。

寒いので夫に車で送ってもらい、汗だく用の着替えと、シャワー後のコスメ、ヨガ中、顔にスプレーするローズウォーターまで持参

4

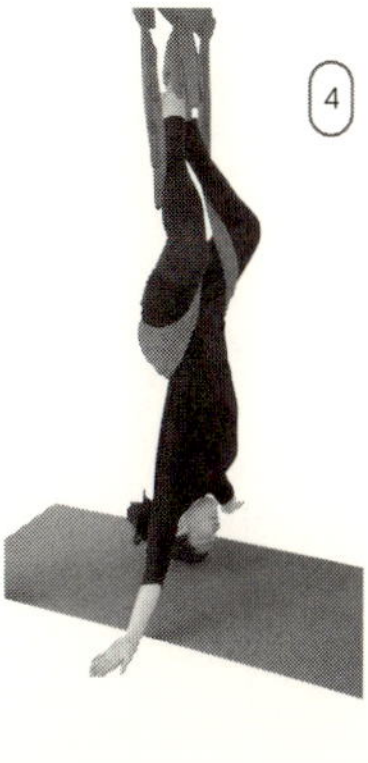

空中ヨガならでは。意外と簡単にできちゃう「逆転のポーズ」は全身が伸び、クセになる気持ちよさ♪

5

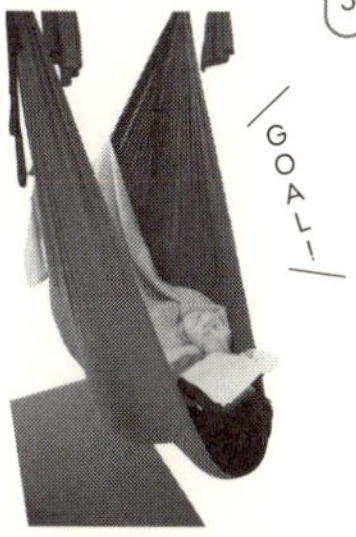

最後はハンモックに包み込まれ「涅槃のポーズ」。揺れに身をまかせてこの世を忘れます……

して。

薄着に着替えて岩盤スタジオに入ると、薄暗い中、すでに十人ぐらいの方がそれぞれ寝転んだり、準備ストレッチをしている。

ヨガマットを敷くのではなく、みな岩盤の上にバスタオルを敷き、小さいヨガマットの端キレみたいなものをお尻の下に敷いている。

「あのう、初めてなんですが……」

と、常連さんっぽい同世代風の方に声をかけてみると、

「入り口の表にこれとブロックがあるから」

と教えてくれる。私は端キレを三枚持ってきて、バスタオルを敷いた上で、頭と背中、お尻の下に敷き、寝転がってみた。

うーん、いい気持ち。ジワジワと温まって来る。息も苦しくない。これだったら行けそう。

と思いきや、この中で体を動かし始めると、簡単なヨガであってもそれは、かなりの苦行だった。

汗が滝のように出て来る。呼吸は苦しくないが、こんなに汗をかくこともあまりないので、もうそれだけで大パニックなのだった。

インストラクターはお水を飲むことと、無理はしないこと、呼吸を静かに吸ってはくこ

4

「シェイプupガールズ」

中島史恵さんに空中ヨガを習う

とを折につけ言ってくれたが、クラス中盤でもう汗拭きタオルはびっしょり。

いつ逃げ出してやろうかと思っていた。

しかしな〜、この汗だくのバスタオルをそのまんまにして逃げるのはかたじけないし、静かなクラスに波風を立てるのも心苦しい。一時間のクラスをこなした暁に待ってる「何か」を体験したい気持ちもあるし、どうしよう……。

「は〜い、後半に入る前に、一度ドアを開けてクールダウンしますね。涼みたい方は表に一度出てくださーい」

と言われたが、ここで出たら再び戻っては来られなそうだ。それに、立位のポーズもまだやってないし、ヨガの前半だけでは物足りない。私は気分転換にローズウォーターを顔に吹きかけて、後半をねばった。

化粧水など一瞬にして汗で流れ落ち、しかしずっと汗をかき続けるので顔が乾燥することもなかった。水は500㎖じゃ足りないから、次回は二本持ってこようと思う。

じ、次回？

一時間のヨガが終わった後、お決まりの「シャバアーサナ」、涅槃のポーズで寝転んだ。ここで、空中のヨガと違うサプライズが待っていた。それは、目にアイピローがかけられる代わりに、冷たいおしぼりが手渡しされるのであった。

「アロマタオルはお好きなように使ってくださいね〜」

いい匂いがする冷たいタオル。めちゃクソ暑い時間の最後、素敵なプレゼントではないか！　私はそれを、顔全体にかぶせ、堪能した。

シャワーを浴びる際、着ていたヨガウェアを脱ぐと、かなりびしょびしょ。は〜、これはバッグに直接入れて帰れないわ〜、と思ったら、そこにビニール袋も用意されているではないか！　至れりつくせり。シャワー用の洋服入れバスケットもある。それもピンク♡

中島さんプロデュース、流石だわ！

暑いのはかなり苦しかったし、その中で久しぶりにヨガをやった自分を褒めてあげたいぐらいだったが、体調はさらに良くなった。岩盤ヨガ前と後とで血液検査をした方々の結果がシャワー室を出たところに貼ってあったが、岩盤ヨガは血液クレンズ効果が高く、免疫を高めるとのことだった。

私は思いだした。三十歳ぐらいの頃、ネイティブアメリカン、チェロキーの取材に行った時のことだ。彼らは、スウェットランドと呼ばれる石のサウナテントの中に入り、汗をかいて病気を治してしまうと。それは男子成人の修業にも使われ、定期的に入ることでお祓いにもなるのだと。

体が芯から温まったからか、二月の寒い最中に、焼肉食べに行って珍しく「ザクロ酢ソーダ」を飲んだ。いつも常温の水と赤ワインなのに。

「お、珍しいじゃん」

と夫。

「うん、冷たい飲み物が美味しい」

その夜はぐっすり眠れ、翌朝はもっと体調が良くなっていた。

うーん、マグマの力、恐るべし。一回も無理、いや一回だけ、と思っていた私が、次はいつ行こうかと考えている。なんか、怠惰なデブが美BODYに？

「この私が、東大に？」

そんな気分の今日この頃である。

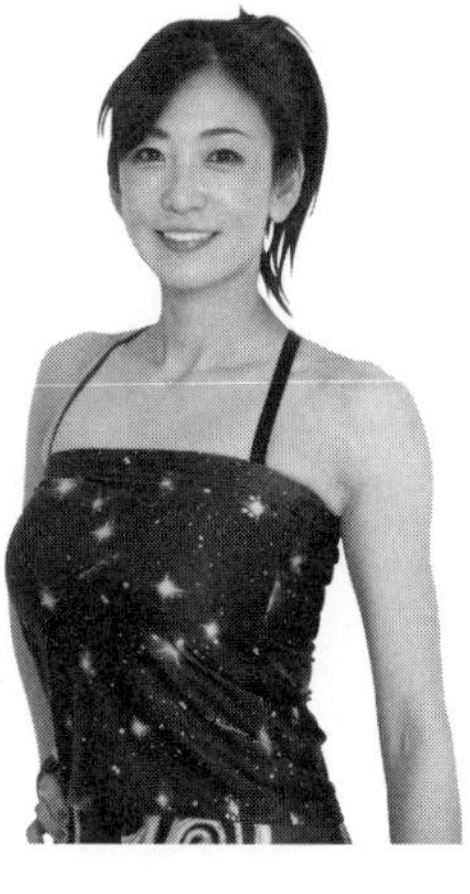

「運動」することで、「運」は動くんです!!と中島先生。気持ちよく体を動かしたら、やる気スイッチ、はいりました〜!

5

イケメンに太極拳を習いに東銀座へ♡

サプリを飲んだりグルテンフリーしたり、代官山に吊るされに行ったり……。とにかく、若返るために忙しい。更年期症状もふっとぶほどの抗加齢活動だ。しかし連載担当編集者Kが、

「銀座のイケメンTAICHI《タイチ》にも行こうよ」

としつこいので、今度は太極拳をすることになった。

「この年になるとさ〜、講師がイケメンってのも、モチベーション上がるよね！」

と……。

確かに、男女問わず講師が若くて綺麗だとやる気が出るし、病気になって入院でもしなければ、若者に触れあう機会など皆無といっていいお年頃だ。いつのまにか、そんな年になってしまった。

しかし太極拳といったら、以前はお年寄りのものといった印象だったが、最近ではヨガ

5
イケメンに太極拳を習いに東銀座へ♡

と同じように、若い世代にも流行っているという。

そのブームのリーダー的存在が、このイケメン太極拳インストラクター・市《いち》来《き》崎《ざき》大祐《だいすけ》氏（以下、我々はイッチーと呼ぶ）なのだと。

スポーツとしての太極拳の全日本大会では一位、世界大会でも二位に入賞するほどのすごい技を持ち、太極拳の貴公子としてテレビにも出るぐらいのイケメン。クラスは老若女性で埋まっているとか。

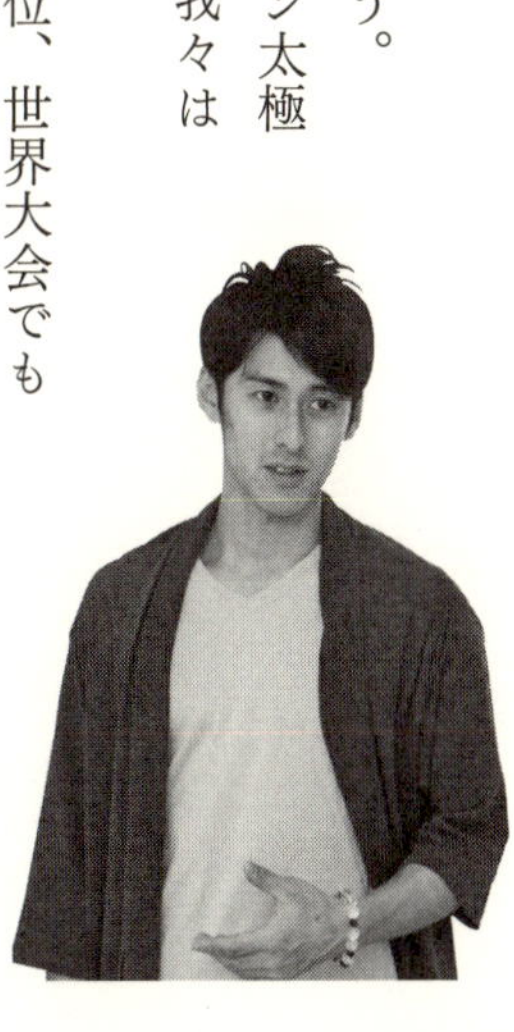

イッチーこと、市来崎大祐さん。大阪体育大学卒。日本の武術太極拳界のエースとして国内外の大会で活躍、普及活動に努める

イッチーの教える「ＴＡＩＣＨＩ ＳＴＵＤＩＯ」は東銀座駅四番出口すぐ、歌舞伎座の真ん前のビルの八階にあった。広々とした明るいスタジオ。スタジオの窓からは眼下に歌舞伎座と銀座のビル群が見える。夜のクラスなら、きっと夜景が綺麗だろう。

まずこういう場所で太極拳、というのがびっくりだ。太極拳といえば、公民館の薄暗い和室とかで行われるものだと思っていた。それか朝の公園。近所のご老人たちが老師を囲んでゆったりとされている光景が浮かぶ。そんな印象とは打って変わったファッショナブルなＴＡＩＣＨＩ。時代も変わったものだ。

このスタジオでは〝動く漢方養生法〟としてＴＡＩＣＨＩエクササイズを提案してお

り、合わせて体質別の漢方茶も提供。希望なら骨格を整え、気血の流れを良くするＴＡＩＣＨＩセラピーも受けられる。内から湧き出る美と健康のためのトータルヘルスライフを体験できるスタジオというわけだ。

そして、太極拳＝お洒落とはなかなかならないイメージを払拭《ふっしょく》するため、インストラクターやスタッフにも若い美女やイケメンを配し、お洒落なウェアを用意している。

「これなんかどうですか？」

とイッチーに差し出されたのは、ベリーダンスにも着られそうなヒラヒラの袖がついた赤いＴシャツだった。

「いいね！」

太極拳用の靴も貸し出される。軽くてソールが柔らかい、特別仕様の靴だ。

「太極拳って、室内で靴を履いてする印象がないんですが、靴を履く利点は？」

イッチーに質問すると、いきなり高く上げた自分の手に足蹴りをして、

「たとえばこういう動きもやがてすることになるので、靴を履いていたほうがいいんです」

と言う。そのペシッという音に驚いた私は、

「は〜」

と、ただただ感心するだけだった。

「あ、そうだ。太極拳は武術ですもんね」

思い出した。あの、朝の公園でゆったりやって気の流れを良くする体操とは別に、戦う術としての太極拳があるのだ。

「このスタジオで教えるのは基本中の基本。プロの演武を見る機会もあります」

といって差し出されたのは、『孫建明　来日三十周年記念公演』と銘打たれた、日中両国武術太極拳トップ選手によるパフォーマンスのチラシだった。

「昼の部はもう売り切れですけど、夜の部ならまだチケットあります」

「行きます！　二枚ください！」

間髪入れず、編集者Kが言った。すごーい、イケイケだぁ。五十三歳にしてこのやる気は、数々のアンチエイジング法をこなしているからかもしれない。

「じゃあ、まずお好きな漢方茶を淹れて……」

イッチーのナビでまずはロビーにある「ＴＡＩＣＨＩ Ｃａｆｅ」に行き、二十種類以上ある生薬の中から、気になる症状に合わせてオリジナルブレンドを作る。

「あ、私イチョウ。アルツハイマー予防にいいんでしょ？」

「私は花粉症だから甜茶《てんちゃ》か」

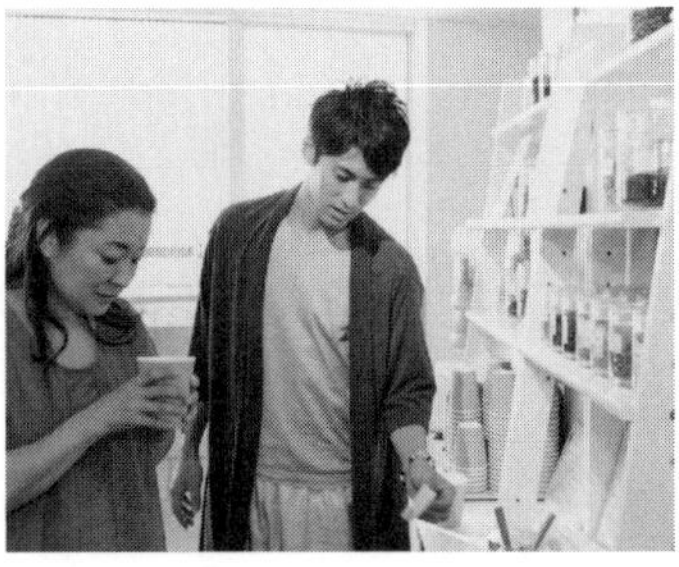

お茶がありがたいお年頃。効能書きを見ながら、漢方茶をセレクト

各薬草につく説明書きを見ながら考える。

「寒いから生姜も入れて、えと、香りづけにレモングラスも入れてみるか」

「あら、甘茶蔓茶《あまちゃづるちゃ》が熱過剰にいいってよっ」

「エゾウコギ……聞いたことある！」

「今月のおすすめブレンドもありますけどね」

イッチーが既にブレンドしてあるパックを勧める。年齢的に時間がかかるだけでなく、自分でブレンドする場合は、数種類選んでお茶パックに入れて、という工程があるのでひと手間かかるのだ。

カフェ仕様の使い捨てカップが用意されている。それにお湯とお茶パックを入れ、ロビーでの待ち時間はゆったり椅子に座って飲めるし、スタジオにも持ち込んで窓辺に置き、一息つく時にはお茶もできる。

これはお年頃女子にいたってはありがたいサービスではないか！　何事も、お茶しぃしぃでないと続かないお年頃だ。


「では始めましょうか」

その日は、私の希望で扇を使ったクラスを受講した。ベリーダンスにもファンベールという扇があり、めっちゃ肩回りと腕の運動になるのだ。二の腕のプルプル改善にもいいし、太極拳も舞踊の要素が入ると面白そうだ。

平日の昼でも、スタジオには三十代から六十代と見られる女性十数人が集まっている。まずは始める御挨拶だが、ヨガと違って合掌ではない。右手をぐーにして、左手の手のひらに押し付け、会釈するのだ。

「これは自分を律し、決して戦いませんよ、という宣言です」

太極拳は武術だが、練習の場合はこの「抱拳礼《ほうけんれい》」をしてスタート。

「はい、まず基本の立ち方。足は肩幅に開き、丹田を引き締め、命門《めいもん》を開いてください」

「命門!?」

お初ワードが登場した。尾てい骨を前に出すことにより、丹田の後ろ側にある「命門」が開くというのだ。

「お尻が出てると重心が安定しないので、ちょっと壁で練習してみましょうか」

壁に背中をぴったりくっつけて、この基本姿勢を正しい位置でできるように練習する。

「結構きつい!!」

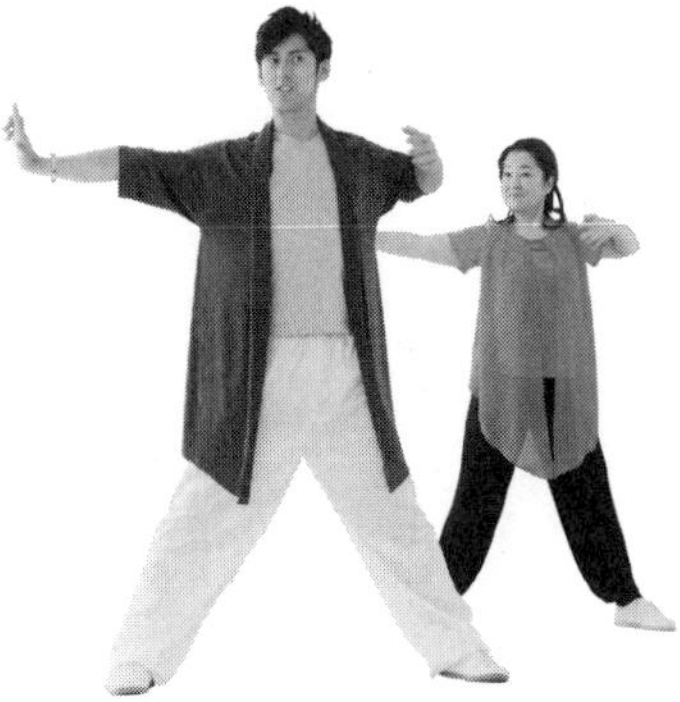

なにげないポーズでもきつい～。
特に下半身、かなり鍛えられます

ベリーダンスでこの立位には慣れてるはずの私ですら、壁を使うと厳しい。中腰で立ち、膝《ひざ》は爪先《つまさき》から出ないように、上半身はまっすぐ立つ。これだけで運動になるぐらいだ。

「ははは、難しいですね！」

イッチーが爽やかに笑う。こんな、へなちょこなオバサンたちに爽やかに太極拳を教えられるイケメンつーのも珍しいが、武術太極拳の世界ではチャンピオンらしい。

そこから基本の呼吸法、歩き方、八段錦《はちだんきん》という八個の型を学ぶ。汗がにじみ出て、もう充分運動になったから帰りたいぐらいだったが、ここからが本番の扇だ。

扇は貸し出しになっていて、好きな色を選べる。私は赤いTシャツに映える白を。花柄が描いてあるほうが表なので、まずはパシッと開くところから学ぶ。

「絵が描いてあるほうが表なので、表の端を親指と人差し指で持って」

パシッと開く。

「力を抜くとうまく行きますよ」

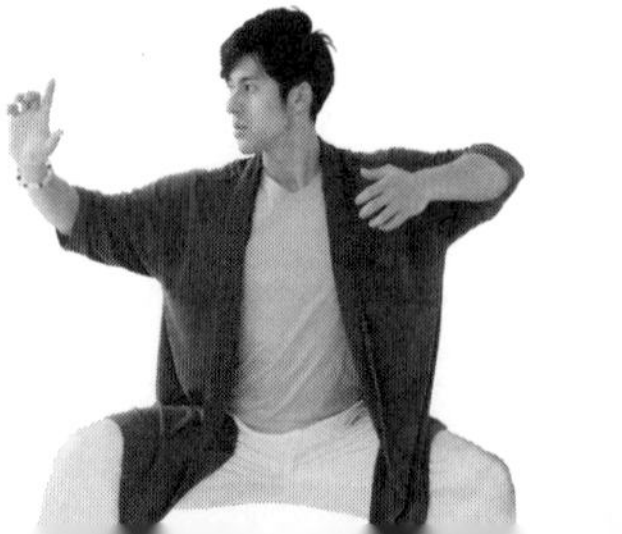

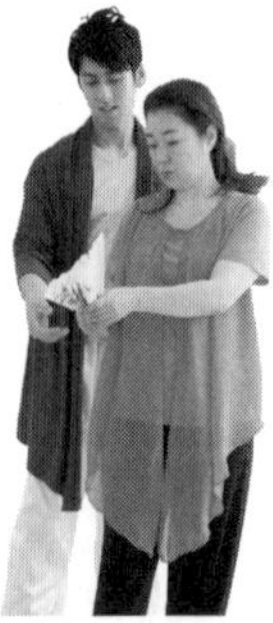

1
扇を使うレッスン。最初は扇の開き方、閉じ方から学ぶ

5
イケメンに太極拳を習いに東銀座へ♡

「はい、上手ですよ」

綺麗な扇を持つだけで気分が上がるが、イケメンに褒められると、ますますいいではないか！

「あれ～、あれれ～」

大きい扇の扱いが初めての編集者Kがすったもんだしている。私もベリーでファンベールを扱っていなかったら、急には無理だっただろう。日本舞踊とかやってたことがある人なら、結構できるかもだ。

しかし、太極拳で扇を使うのは、武術的な要素が入ってくるから激しい。のちに講演会でプロの演技も見たが、扇、剣など使って舞う太極拳は、舞踊に見せかけて相手を打つこともできそうなスリルに満ちている。

イッチーも気合いが一瞬でも入ると、先生として柔らかにいる存在感とは別人のオーラを放つから、タダモンではないことがバレてしまう。

素人《しろうと》が習う場合でも、その早い動きと「気合い」を身に付けることで、なんか「違う自分との出会い」ができるような気がする。

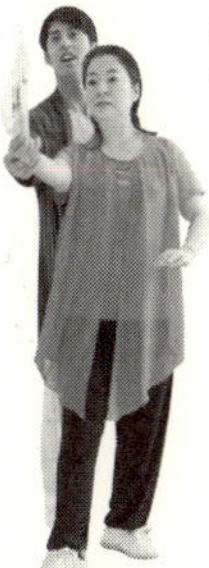

2
自然にパラリ、と綺麗に開くはずが…。力を抜くコツを教わる

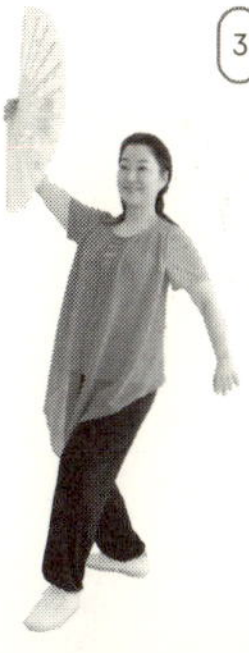

3
決まった!! しかし日本舞踊のようになるのはナゼ??

精神的にも肉体的にもだんだん強くなる自分。一時間のクラスでも、気分スッキリ効果が極めて高い太極拳だ。漢方茶も飲みつつ、イケメンの指導のもと心身を鍛え上げる。しかも銀座の一等地で。なんちゅうラグジュアリーなアンチエイジングや。

私はその後、世界最高レベルの演武も見に行ったし、銀座「TAICHI STUDIO」にしばらく通った。いろんなクラスがあり、美人でモデルもやってる先生の「ヘルスクラス」、イッチーの「メンタルクラス」も受けてみた。

体幹を鍛え上げて、不必要な力は抜き、「見る」ではなく「聴く」太極拳。二人組で押したり引いたりする「推手《すいしゅ》」では、相手の押しをかわす動きを身に付ける。イッチーの「メンタルクラス」にたまたま中国人の女性講師が来ていて、組ませてもらったのだが、お茶目な先生で、できるようになってくると不意打ちをかけられた。

「へ!?」

驚いて構えると、

「できてる、できてる」

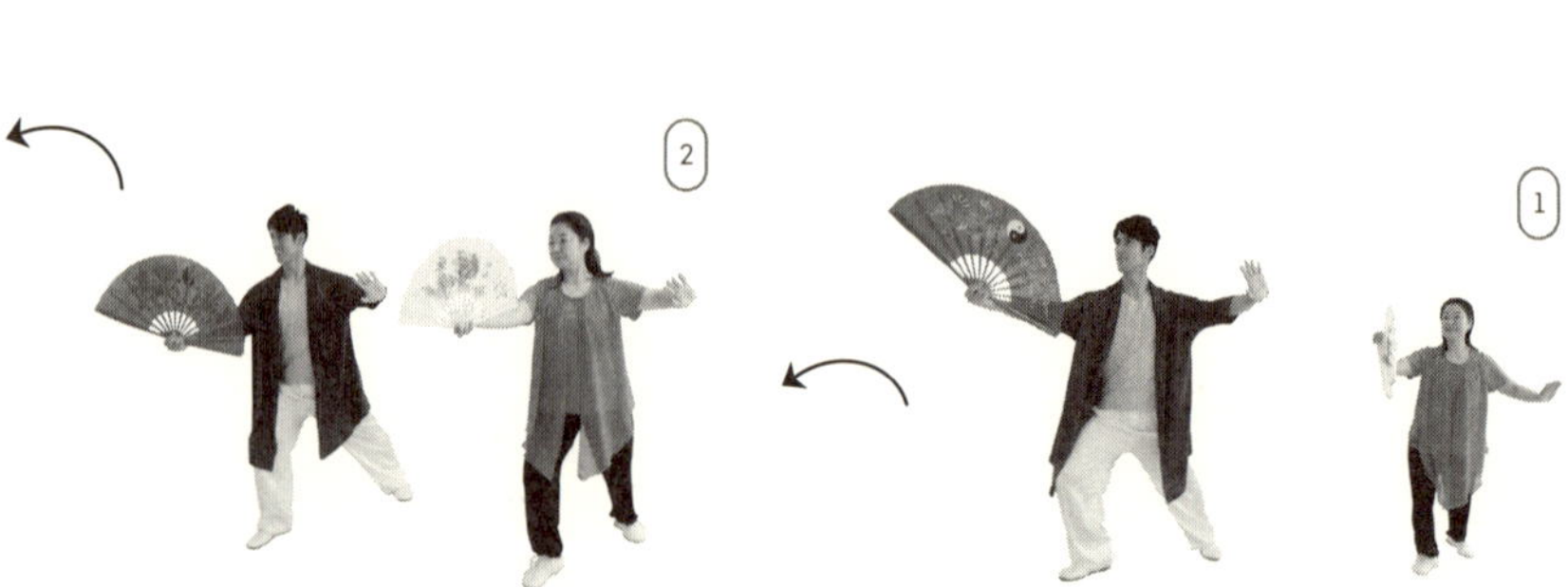

と笑う。刈り上げ、メガネの、男前の先生であった。日本語は片言だが、体で覚えさせるやり方か。

「ん!?」

「アハハハハハ」

と、何度も不意打ちをかけられ、構えた。でもなんかこれ、もしかして続けてたら、私、戦えるじゃん……。腹の奥に、ふつふつと自信が込み上げる。暴漢に襲われたって、かわせられるかも。夫の精神的暴力にも、「戦わずして、勝つ」みたいな……。

おお、武道の極意は、「己に克つ!!」。そういうことなのだなと、大してやってもないくせに、わかった風な著者であった。

しかし実際、クラスに参加している方の中には、一度は杖を使わなきゃ歩けなかったのに太極拳をやるようになって普通に歩けるようになったという人も。

「右手も痺れてたんだけど、ほら」

と、普通に動くようになった手を見せてくれた。私はその方と組ませていただいたのだが、すごくうまくて驚いた。

「もう太極拳、長いんですか?」

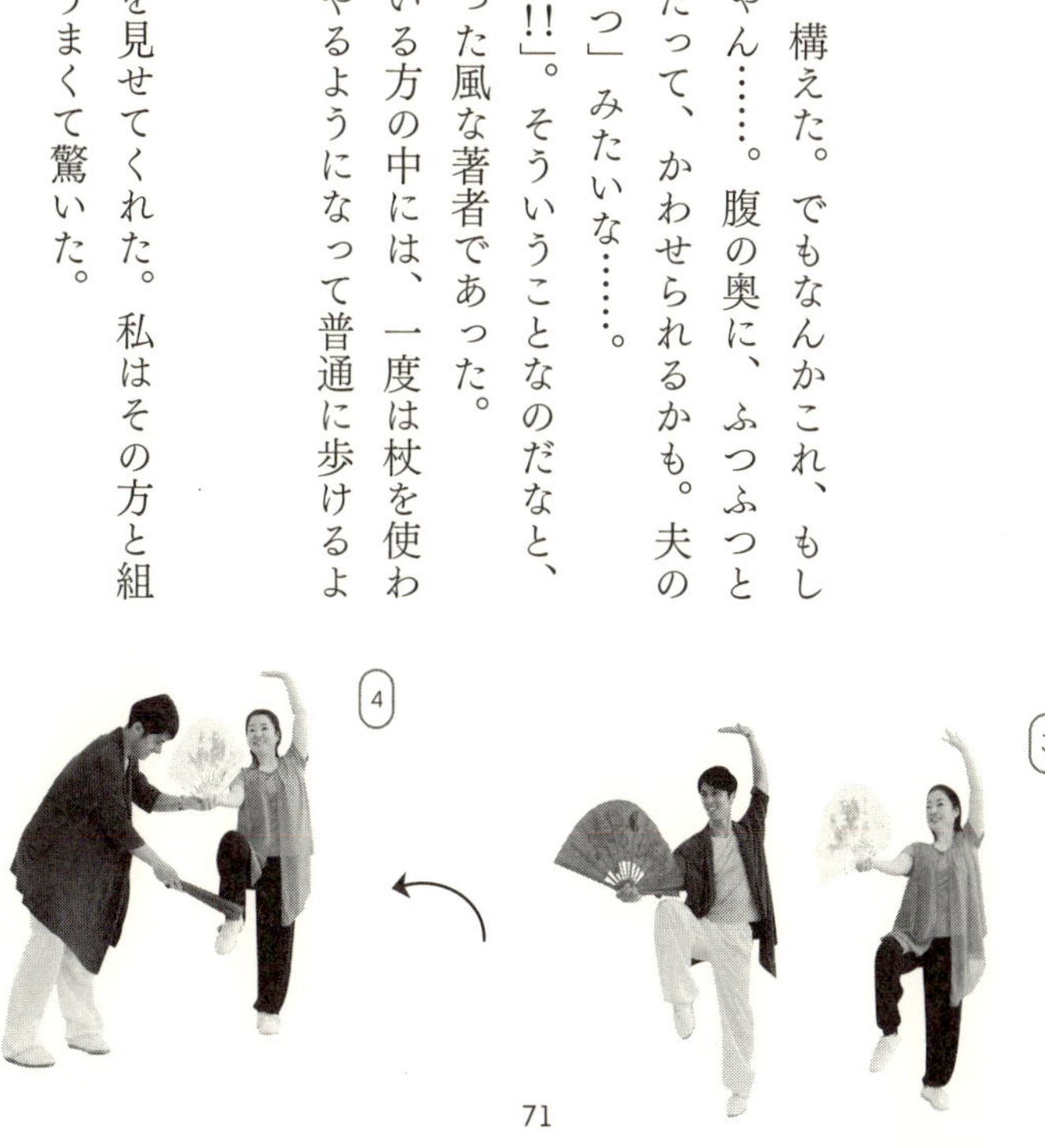

「もっと脚上げて、ココを伸ばす!!」ピシッ!!　と厳しい指導が入る

と聞くと、

「ええ、毎日じゃないけどね。スワイソーぐらいは毎日家でもやってるけど」

スワイソーは太極拳の準備体操だが、両手を体に巻きつけるようにぶらんぶらんするものだ。

「これだけでも随分体調がよくなるからね。私、仕事がパソコンだから」

「私も！」

確かにこれをして、肩回り、リンパの集まっている脇の下の血行が良くなるだけでも、代謝が上がるはずだ。

中国四千年の健康法には、人が生きて行く上での叡智が隠されている。老師・孫建明氏の来日三十周年記念公演には、全国から生徒さんが駆けつけていた。若い先生方のパワフルな演武もさることながら、その師匠たちの中心に立って太極拳を披露した孫氏は、素人目から見ても、すごかった。

なんだか、孫氏の周りにふわ〜っと、あたたかいキラキラした風が吹いているのだ。それがきっと「気」なのだろうと思った。

私は思い出した。二十年ほど前の映画『推手』を。アン・リー監督のデビュー作だが、短絡的なアメリカ文化と、長い歴史に育まれた中国文化の対比が面白く、そして切なく描かれている。

太極拳の奥深い世界に触れるもよし、エクササイズとしてのTAICHIを気軽に楽しむもよし。更年期を難なく過ごすのに、これもまた強い味方になるに違いない。

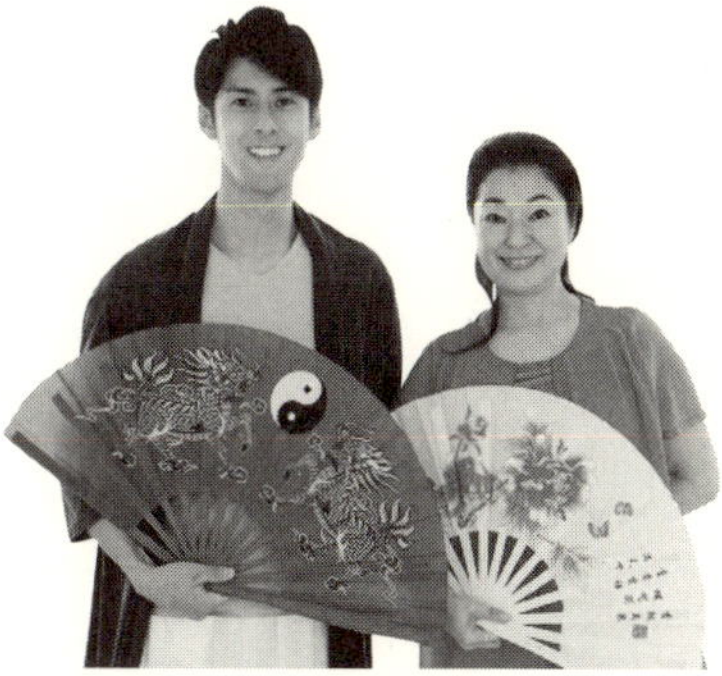

レッスン中は、生徒の動きを厳しくチェックするイッチー先生だが、ユーモアたっぷり、爽やかな笑顔でなごめます♡　「皆さん、僕が教える太極拳レッスンご招待に応募してくださいね」

6

話題の「グルテンフリー」、小麦抜き食生活に突入！

ショーシャ式アンチエイジング法の検査で、まさかの「小麦」と「卵白」アレルギーが出てしまった私は、思いがけず、話題のグルテンフリーダイエットをすることになってしまった。

グルテン抜き食事法を実践すると、体が本当に軽くなる＝体調が良くなるようで、このダイエットはここ数年、世界中の健康オタクに流行っている。正月旅行で行ったカリフォルニアのオーガニックスーパーでもグルテンフリーものを多く見かけたが、その頃は興味もなかったので「けっ」てなもんだった。

が、正月明けに三カ月の「小麦」と「卵白」抜きダイエットを宣告されるなら、年末、家族でカリフォルニアに行く前に知っておけばよかった！「ＴＲＡＤＥＲ ＪＯＥ'Ｓ」あたりだったら格安で色々手に入ったのに。グルテンフリーものは日本では、まだ目ん玉飛び出るほどお高いのだ。

6
話題の「グルテンフリー」、小麦抜き食生活に突入！

向こうだったら、5ドルぐらいで買えそうな雑穀のパン一斤、1480円という値段でAmazonで売られていた。米粉のパン屋さんにも100％米粉というパンは売られていなかったし、私の好きな「VENTO DE LUDO」の蕎麦粉のパンも、なんと一割しか蕎麦粉は使われていなかった。ホームページのサイトから問い合わせたのだ。あの美味しいバゲットも、三カ月は食べられない。

小麦のグルテンは、ほとんどの粉ものの〝つなぎ〟に使われているから、普段の食生活から小麦を除去しようと思ったら結構大変だ。

小麦抜き生活を始めた頃、私はカレーを作ろうと思って豚の角切り300gを買ってあった。が、考えてみたらカレールーには小麦が使ってあるではないか！

「角切りの豚肉が使える他のメニューは……」

食いしん坊だから、食材を無駄にしたくはない。三カ月この豚肉を冷凍庫で眠らせたら、きっと美味しくなくなってしまう。

「酢豚！」

これまで、酢豚を家で作ろうと思ったことはないが、火事場のバカ力というか。私は豚肉の角切りを五香粉と酒、みりん、醤油、塩につけ込み、片栗粉をつけて太白ごま油で揚げ焼きにした。

一度フライパンから上げ、大き目に切ったタマネギ、ニンジン、ピメント、青梗菜をサッと強火で炒め、こんがり焼けた豚の角切りを戻した。

「ふっふっふっ。いい感じ」

最後に中華スープで味を調え、さらに片栗粉でとろみをつける。片栗粉ならジャガイモの粉なので安心だ。

毎週通うピラティスの先生は、もう一年近くグルテンフリーダイエットをしているが、夏も素麺を食べなかったという。私は夏にはもう三カ月を過ぎているから、四日に一度は食べられる。

「ギョーザもどうしても食べたいときは、大根の薄切りでやったし、お好み焼きやたこ焼きはすり下ろした山芋とかで代用したの」

先生は関西人だから、粉もの＝小麦粉のない生活はキッツイだろう。

「でももう慣れたよ。パンなんか食べなくても生きていけるしね」

確かに、パンが主食の文化圏ではないから楽だ。日本人にはコメがある。

「麺ものがどうしても食べたいときはフォーとかね」

「いいねぇ、牛肉のフォー。私も大好き」

ベトナム料理店にはたまに立ち寄り、米粉のスープ麺をいただく。生春巻きもライスペーパーだし、当面は強い味方となるだろう。

Ａｍａｚｏｎで「ダイエット蒟蒻《こんにゃく》ラーメン等十二種類二十四食セット」なるものや、米粉のパスタ、「ｚｅｎｐａｓｔａ」、おつまみ用にパパドゥも購入。インドの豆のおせんべいだが、インド料理屋で定番のスナックも、日本では輸入食材店でもあまり売られていない。まぁ送料を出して単価計算しても大した金額ではないから、三つ買って備えた。

　パパドゥは小麦フリーのおつまみに最適で、電子レンジで一枚一分ほどチンすればカリカリになる。小麦クラッカーの代替になるし保存がきくから、まとめ買いしておくといいと思う。

　もう一つはポップコーンだ。乾燥コーンを買っておくと、これもおつまみに最適。フライパンにオリーブオイルを熱し、一つかみのコーンを入れてポップする。それ自体楽しいし、味付けも自由自在。私はトリュフソルトで大人な味に。カレー粉を混ぜても美味しいし、ガーリック＆ハーブでも♡

「ｚｅｎｐａｓｔａ」は美魔女の間で話題の〝逆輸入ダイエット麺〟だ。要は乾燥白滝なのだが、スーパーモデルなど海外セレブの間でダイエット麺として大流行。スパゲティの置き換え

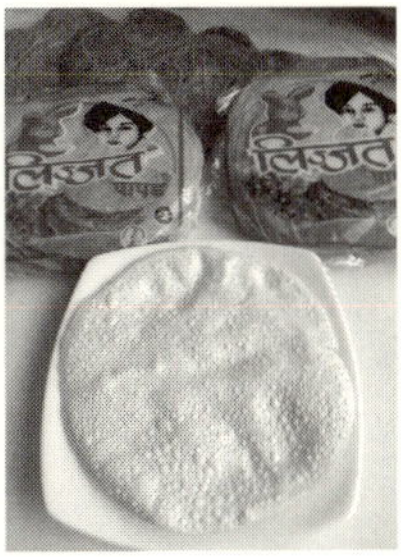

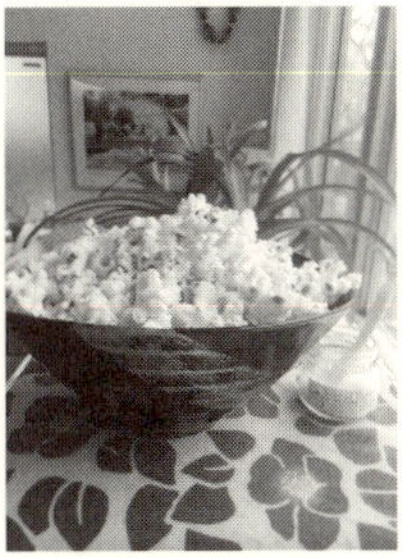

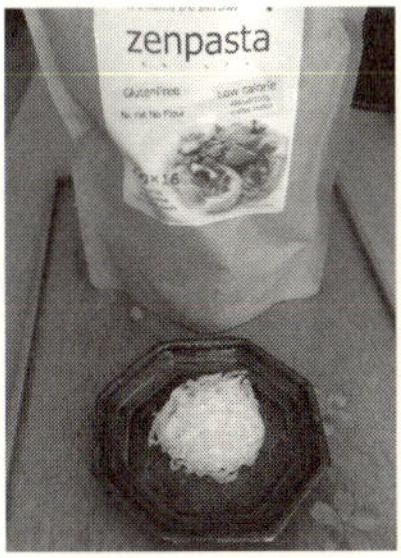

グルテンフリー生活の味方。右からおつまみに最適なパパドゥとポップコーン、海外セレブのダイエット御用達「ｚｅｎｐａｓｔａ」

食としてレシピ本まで出ている。

米粉のパスタは、小麦アレルギーの人が多いのか、近くのおしゃれスーパーでも売られていた。普通のマカロニと、フジッリ。値段も普通で、いわゆる走りの「グルテンフリー」ものとして高額に売られているものではない。が……。

日曜の昼間、これで挽肉トマトソースのパスタを作って出したところ、

「ん?」

家族の表情が変わった。

「なにこれ?」

「腸粉?」

それは、限りなくチャイニーズに近いベトナミーズみたいな、海外でご当地化した謎のエスニック料理になっていた。

「ま、食えなくもない」

と夫。そのわりには、

「もういいかな」

と残した。やはり、パスタはデュラムセモリナ粉(小麦)だからこそ美味しいのだ。あの風味と歯ごたえが脳を刺激し、もっとパスタを! という快楽状態に導く。

これは食いしん坊の戯言ではなく、実はグルテンの成分グリアジンは、脳内で麻薬のよ

6

話題の「グルテンフリー」、小麦抜き食生活に突入！

うな働きをする物質。グルテンを摂ると脳は快楽を覚えハイ状態になり、食欲を司る中枢を刺激。もっと食べたくなるだけでなく依存性が強く、次の食事にもパンやパスタを、そしておやつにはケーキをと、グルテンを追い求めるようになるという。

実際、三カ月グルテンフリーダイエットをしてみて、実感する。グルテンフリーものには依存性がなく、少し食べると、

「も、いっか」

となってしまい、またすぐ食べたいとも思わない。蕎麦粉のガレットも、一度は作って、それはそれで美味しかったが、二度目を焼こうとはなかなかならない。厚すぎて蕎麦がきみたいになってしまったから、Ａｍａｚｏｎでクレープ伸ばしの棒も買ってあるのに。

一カ月から二カ月は「禁断症状」に苦しんだ。いつもケーキなんてそんなに食べたくないのに、ケーキ屋に行ってどれか自分にも食べられるケーキがないか目をギラギラさせたりしたのだ。

「シュークリームは、小麦使ってありますか？」

と聞いてみたり。小麦なくしてケーキなし。ケーキ屋の人はいい顔しない。

「この中ではプリンだけですね、小麦使ってないのは」

家族のぶんは普通に選び、私はプリンを買った。本当は、卵白も食べちゃダメだからプリンもＮＧだが、二カ月に四度もプリンを食べてしまった。どうにも禁断症状を抑えきれ

ず、卵白ぐらいは勘弁してもらおうと。

ケーキの代替として、豆大福やら草餅やら金つばなど、よく和菓子を食べているのだが、美味しくてもそれは餡子モノであってケーキではない。満足はしないのだ。小麦を絶ってみて初めて、自分がいかにグルテン依存であったかを実感する。

グルテンフリーダイエット一カ月目、もうランチ寿司も食べ飽きた。一カ月は外食ランチも、主食なしの洋食、十割蕎麦、牛肉のフォー、ランチ寿司と楽しんでいたが、バリエーションの乏しさに意気消沈してきた。朝食も米粉のパンか和食だし、昼、外にいる時は選択肢が限られてしまう。

「毎食、和食だったかつての日本人ってすごいよね〜」

と、親友に本音を漏らさずにはいられない。現代日本人からパンとパスタと中華麺を取ったら、和食に飽き飽きすること間違いなしだ。

でも確かに、グルテン抜きをやるとおなかいっぱい食べても運動不足でも太らないような……。体調が良くなり、集中力も高まるような……、夜もぐっすり眠れるような、気もする。

二〜三カ月目は、少しずつではあるが、グルテン禁断症状もなくなってきた。用のないケーキ屋にも顔を出さなくなったし、甘いものが食べたくなったら和菓子やフルーツゼリー、米粉のスウィーツで充分だった。

6
話題の「グルテンフリー」、小麦抜き食生活に突入！

フルーツゼリーや米粉のスウィーツはお菓子作りの好きな娘が作ってくれた。簡単に焼ける米粉のクッキー、ブラウニー、カップケーキミックスもネットで買える。

それに、無糖の生クリームを家で泡立てて、ベリー類をトッピングしていただくのだ。至福のひととき♡ ハード系のナチュラルチーズとナッツを一緒に食べるのも、ワインのおつまみにイケる。「住めば都」という言葉があるが、食生活もまた、慣れればそこで楽しみが見つかるのだ。

生卵かけごはんが食べたいときは、めかぶに納豆で代替。ハンバーグはつなぎを春雨にして手作りした。それにヒジキも入れて食物繊維&カルシウム強化！ ギョーザっぽいものが食べたくなったら、具を丸めて片栗粉をつけ、お鍋にした。これを酢醤油とラー油で食すと、なんか水ギョーザ風。

勢いあまって糠漬けも始め、チャーシューまで手作りした。煮卵の黄身だけ食べ過ぎ、おなかの調子が悪くなったこともあった。黄身も軽度のアレルギーがあるから、どのみち食べ過ぎはＮＧなのだ。

しかし日本でも小麦アレルギーは増えているらしく、ハウス食品のバーモントカレーですら、「小麦フリー」ものが出た。「小麦、乳、卵、ピーナッツ、蕎麦、えび、かに」の特定原材料七品目不使用シリーズだ。「家族みんなでおいしく！」をキャッチフレーズに、テレビCMも流れていた。

私自身はルーを使わないインドカレーが好きだが、ルーのカレーでないと夫と娘が喜ばないので、これを使ってみた。案の定、久しぶりの「おうちのカレー」に家族は大満足だった。これなら、圧倒的な小麦好きの男子供も、だませるのではないか。

小麦抜き生活三カ月目。私は小麦ナシでも平気になったが、夫と娘は二人で私がいない時、ピザやパスタ、ラーメンを食べに行っている。今後、若返りのためには小麦だけでなく糖質制限も必要だが、それはいかがなものか。

そこまでするともう、友達とも美味しいスウィーツを分かち合うこともなくなってしまうし、「家族みんなでおいしく!」はほぼなくなってしまう。あとはもう、肉と魚と野菜でつなぐしかないか。

『「いつものパン」があなたを殺す』の著者、デイビッド・パールマター博士によると、小麦は砂糖よりGI値が高く、不調の原因にもなると考えられている食べ物だ。小麦だけでなく糖質の摂り過ぎは、太る太らないの問題だけでなく、アルツハイマーやウツ、その他の不調、病気の原因になるという。

甘みは低GI値のアガベシロップですらNGで、果物は甘くないものならOKだという。デザートはベリー類に無糖の生クリームを添えて、と提案しているが、私はここに、コンデンスミルクをプラスしてしまった。うまうま〜。

「いちごはやっぱり、あまおうだね♡」

甘くないベリーなんか、美味しくないじゃん。

とりあえず、小麦フリーは克服できた。あとは、糖質をどう制限するかだな（言ってるだけ）。

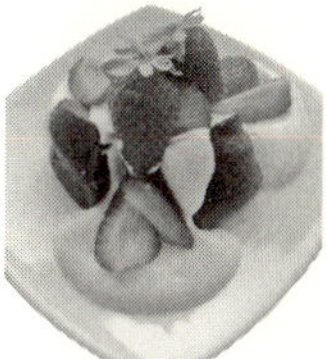
米粉のブラウニー＆無糖生クリーム＆あまおうに、さらにコンデンスミルクを…!?

AFTER COLUMN

グルテンフリー、その後

グルテンフリー生活を始めて一年がたった。

最初の三カ月は、禁断症状に苦しんだが、その後は徐々に和らぎ、小麦製品を特に食べなくても平気になった。

私の場合は四日に一度は食べられるので、美味しいパンやケーキなどは〝ただの楽しみ〟として、逆に喜びが増した。

自家製の米粉パンも飽きるので、朝食はグラノーラや蒸かしたさつま芋、餅で代用したり、麺ものは春雨でツルツル感を楽しんでいる。

米粉パンやスウィーツは、この一年で専門店も増え、メニューにあるお店も

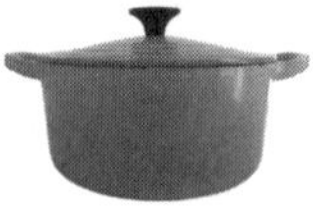

増えた。「シークレットロータス」至近のオーガニックカフェでも、米粉のバンズを使った卵サンドなるものが出た。

うちの近所のハンバーガー屋さんでも、バンズの代わりにレタスでハンバーグを挟んだグルテンフリーバーガーがあるし、お土産でグルテンフリーマフィンやスウィーツを頂くことも増えた。

娘も米粉のスウィーツをたまに焼いてくれるが、売っているものもリーズナブルになって来た。そして、結構美味しいのだ。小麦に遜色ない感じ。

ただまぁ、グルテンフリーは食の選択肢が狭まるので、外食が減る。それはそれでうんざりするので、たまには欲望のおもむくままにラーメン食べたりしちゃう。それで体調悪くなったりもしないから、まぁ、

「小麦は控えめに」ぐらいのスタンスで、どなたも美容と健康度をUPできるのではないかと思う。

私も、一年前より体調もいいし、食べても太りにくくなった。

パンや麺を食べないだけで、主食・糖質の量を減らせるので、小麦アレルギーでなくてもダイエットできる。

完全にグルテンフリーだと、天ぷらやとんかつも食べられないけど、

「たまの贅沢として食べる」と思うと、美味しさも増すのではないだろうか。


クリームシチューも、鶏肉に片栗粉をまぶし、最後に生クリームを入れる

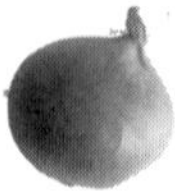

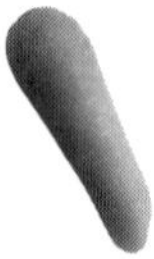

と、既製品のルーより美味しくできるので、ここでレシピを紹介しよう。

グルテンフリー・クリームシチュー

①鶏もも肉２５０ｇ（から揚げ用ぶつ切り）に、ハーブソルトを絡ませ、片栗粉を多めにまぶしておく。
②ジャガイモ三つ、人参一本、タマネギ一個を、皮をむいて食べやすい大きさに切っておく。
③ブロッコリーかホウレンソウは茹でて、食べやすい大きさに切っておく。
④鍋にオリーブオイルとニンニクひとかけを熱し、お肉の表面をコロコロしながら焼く。
⑤青物以外の野菜を入れて、一緒に炒める。
⑥鍋八分目の水と、あればローリエ一枚、塩適宜、ショウガスライス三切れ、入れて煮込む。濃い味が好きな方はここでコンソメを入れても○。
⑦材料が柔らかくなったら、生クリーム（乳脂肪分36％）２００㎖を投入。
⑧とろみがつくまで弱火で煮込む。たまに優しくかき回す。
⑨食べる直前に、茹でたブロッコリーかホウレンソウを入れて、温める。
粗びきブラックペッパーをかけていただきまーす(^^♪

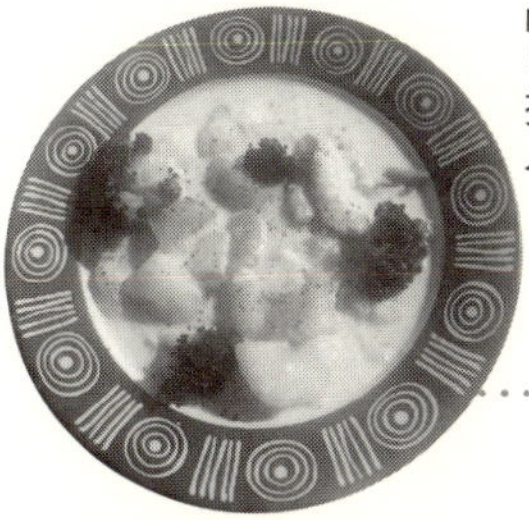

7

少しずつ閉経に近づいていく…心身ゆらぐ毎日

「麻布十番まなみウィメンズクリニック」で桂枝茯苓丸を処方され、一カ月飲み続けると、汗が収まって来た。

九月二十八日採血の女性ホルモン値は、エストラジオール（エストロゲンの一種。閉経前の女性に多く分泌される。10以下で閉経）15、ＦＳＨ（卵胞刺激ホルモン）64・8で、閉経も近いであろうという診断だった。

心身微妙なお年頃、生理が上がるのがイヤな女性も多いらしいが、私の場合、閉経は、もう子宮筋腫や卵巣嚢腫、月経過多や貧血を心配しないでもいいという、ありがたいお知らせだった。もうすぐ、この苦難から卒業できる……。

安心するも束の間、約二カ月後の十一月十日、また生理が来てしまった。この時は一週間で収まったが、出血量も多く、胃痛と消化不良と左下腹部違和感に悩まされた。終わったとたんに風邪を引き、今度はひどい頭痛が起こった。

懇意の自然療法家・山田佳克先生に施術してもらって治ったが、受診した近所の内科医には、

「更年期のせいかもしれませんねぇ。桂枝茯苓丸はいいお薬ですから、飲み続けてくださいね」

と言われた。風邪薬はとりあえず出しておく、という感じだった。

十一月二十五日から、ものは試しと大塚製薬の「エクエル」を飲み始めた。

過去一年間、外国の植物性女性ホルモン様サプリを試して来た私の体感として、「エクエル」は穏やかな効き目で日本人には合っている、という感じだった。外国のサプリは強いから、飲むと美容健康状態が一気に改善するが、生理がドッと来て長く続き、苦労した。

しかし「エクエル」の場合は一カ月目の十二月二十二日にまた生理が来たが、生理痛もなく量も少なく、一週間で終わった。そして飲んでいる間、ホットフラッシュもなく体調はすこぶる良かった。

「エクエル」いいかも〜。生理の量も少なかったしさ、穏やかに効いてる感じ」

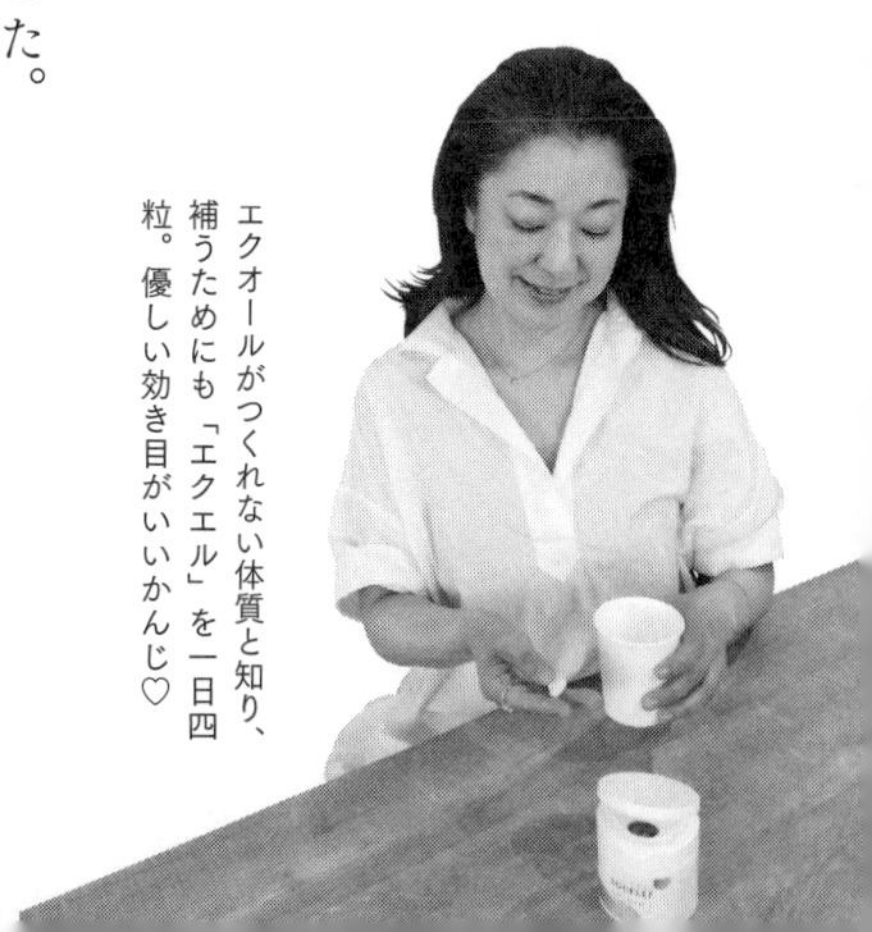

エクオールがつくれない体質と知り、補うためにも「エクエル」を一日四粒。優しい効き目がいいかんじ♡

と編集者Kにも言っていた。

ところが正月旅行先のアメリカで、ザクロのサプリが売られていた。浮気者の私は、

「まぁ、ザクロのサプリがこんなにお安く！」

という驚きとともについ買って飲んでしまった。すると、体が驚いたのか一月三日にまた生理が来てしまった。しかし少量で、一週間で終わった。旅行中でもあったので、ザクロのサプリは飲むのをやめた。

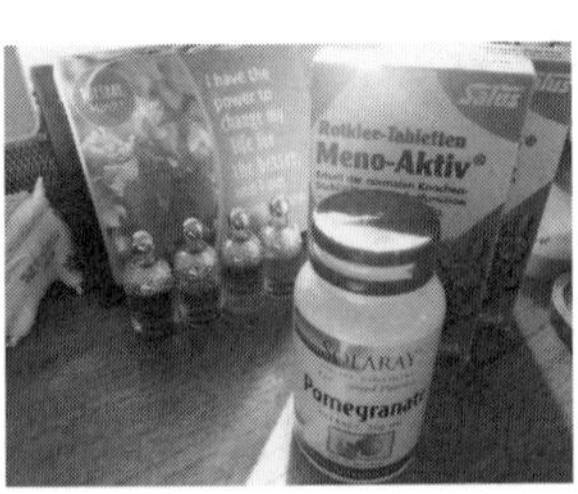

つい買ってしまったザクロのサプリは強力すぎた…！？

閉経も個人差のある世界だが、往々にして子宮筋腫がある人は女性ホルモン過多、閉経も遅くなる傾向にあるという。生理不順と過長過多月経を繰り返し、貧血で苦しみ、やっと閉経を迎えるという話は、筋腫持ちの先輩諸氏から聞いていた。

みなさんリュープリン（生理を止める注射）で閉経逃げ込み治療をしたり、鉄剤で貧血治療をしたりしている。

私もご多分に漏れず、二月十日、三十九日ぶりに生理があった。今度はドッと大量出血

で、左下腹部痛があり、怖くなって近所の婦人科を受診した。残っている左卵巣がまた腫れていたりしたら大変だ。

内診の結果、幸い左卵巣は無事だったが、やはり子宮筋腫が大きく、生理時に腫れて内臓を圧迫、痛みが出ているとのことだった。血液検査の結果、ひどい貧血になっていたので、ここから十日間の鉄剤注射通院を申し渡された。

先生はやはりリュープリンを六回打って、閉経逃げ込み療法をしたほうがいいと言う。生理前には久しぶりにPMS的な症状もあり、肉とチョコレートを食べまくった。カッテージチーズが妙にうまかったりして、なんか十代の頃に戻ってしまったかのようだった。シャーシャ式アンチエイジングのおかげか、「エクエル」のおかげか。若返るのは嬉しいことだが、生理が終わらないのも私の場合困りものなのだった。

「女性ホルモン様サプリというのは、一度全部やめてみては？　桂枝茯苓丸だけ続けて、リュープリン打って。貧血がこれ以上進むのもまずいでしょう」

と先生。おなかが痛いのも生理過多なのにもほとほと疲れていた私は、とりあえずリュープリンを打ってもらうことにした。

ここから二十四日間生理が続き、やっと終わったかと思ったらまたホットフラッシュが始まった。先生の言うことを聞いて、「エクエル」を飲むのはやめて、桂枝茯苓丸だけにしていた。

十日間の鉄剤注射で貧血は改善したが、リュープリンの副作用でひどい肩こりと中途覚醒に悩まされた。このまま打ち続けたら、マジでウツっぽくなってしまいそうだった。

リュープリンは脳下垂体から「女性ホルモンを出せ」という指令を止める薬で、三十日で一本、タイムリリースで毎日効くようになっている。

以前、卵巣嚢腫が破裂した際にも、予防策として四回、手術の前に、手術後、生理が始まって再び二回打ったが、その時は右指先が痺れてしまった。二回で止めて、

「リュープリンなんか打たないでも平気だよ〜」

というお爺ちゃん先生のクリニックに転院、蒲田の鍼灸治療で指の痺れも収まった。

女性ホルモンが激減すると、血流が悪くなり、手足の痺れ、こわばりなどの症状が出て来るという。鍼灸治療も有効だが、やはり運動がこの時期一番大切かもしれない。毎日適度の運動で血流を良くしておくと、不快な症状に悩まされなくて済む。

しかし女性ホルモン値もかなり低くなっているこの段階でのリュープリン。もう、底をついたどころかマイナスに傾いた感アリだった。肩こりも、私は色々と運動しているから痛いながらもなんとか動いているが、運動してない人だったら「五十肩」ってやつだ。肩関節だけでなく、体中の関節がギクシャク、わしわしする。

あまりの調子悪さに、三月十二日に予定されていたリュープリン第二回目注射をパスして、先生に治療拒否のご相談をした。先生は、女性ホルモン値検査の結果を見ながら言っ

た。

「確かにもうじき閉経ではあるんだけど……排卵はもうしていません。子宮筋腫が大きいから、ちょっと心配なのよね。エストラジオール14、FSH25・5は微妙な値だし」

エストラジオール12以下、FSH40以上が閉経だという。

「それでももうリュープリンは嫌なんです。これ打ったら逆にQOLが下がる」

とごねると、

「でも貧血が心配だから、また生理があったら来て」

と諦めてくれた。

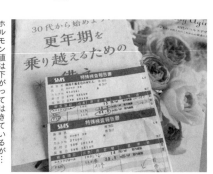

ホルモン値は下がってはきているが…

その後も、肩が痛かったり腰が痛かったりしながら三月三十日にまた生理があった。前回生理より五十日目。PMSは便秘だけ、急に下痢になったなと思ったら出血があり、一日で終わった。不正出血、と言ってもいいかもしれない。なのでクリニックには行かず、季節が進むに従って、ホットフラッシュもひどくなっていった。

桂枝茯苓丸は毎日欠かさず飲んでいるが、一日何度かどわっと汗をかくので、しばらくお蔵入りしていた汗取りグッズが復活した。ガーゼハンカチ、扇子、ふんどしパンツ……。

「エクエル」を飲んでいた三カ月間は、これらももう必要ないかも、なんて思っていたのに。かくも、女性ホルモンとは、私たちのコンディションを司っているのだ。そして私たちの体は、女性ホルモンが大好き！　特に閉経期の女性にとっては、女性ホルモンはまさにご馳走なのだ。

「あーあー、子宮筋腫さえなかったら、『エクエル』飲み続けてホットフラッシュもなかったのになー」

　編集者Kに愚痴ると、

「ということは、子宮筋腫とかがない人にとっては、かなりいいものってことですね！　じゃあ、他の人の症例を聞きに、大塚製薬に行ってみましょう」

と言う。編集者Kによると、大塚製薬のエクエルチームは女子力の高い部署で、みんな自分達も「エクエル」を飲んでその効果を試しているのだとか。

　四月四日から妙な腰痛に悩まされ、鍼灸治療、整体と手を尽くして、やっと良くなって来た頃、大塚製薬女子のインタビューに出かけた。

エクエルの大塚製薬へ話を聞きに行く

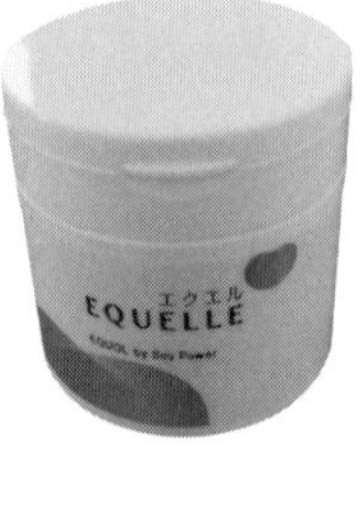

「エクエル」は腸内でイソフラボンを女性ホルモン様にするエクオールがメインの成分

品川の大塚製薬。毎週ピラティスに行く時通るコンコース沿いの高層ビルではあるが、企業の内部に入ったのは初めてだった。近代的なロビーにお馴染みの商品と、ガチな医薬品が展示されている。うわ〜、なんか社会見学気分満喫〜。

一流企業にお勤めしてたら、きっと人生、気分も違うだろうなぁ、なんて、人ごとながら誇らしい気分だった。

きれいな応接コーナーでしばらく待つと、男前の大塚製薬女子二名が現れた。なんだ、このサッパリ感は！

可愛いワンピースは着ているものの、めっちゃ仕事できる感じのNさん（アラフィフ女性）と、爽やかにニコニコし続ける若手のKさん。Kさんはお父さん（六十三歳）にも「エクエル」を飲ませていて、髪がちょっとふさふさしてきたような気がすると言う。

「『エクエル』は食品ですので、どなたにも安心してお使いいただけるんです。粒を飲みこむのが苦手と言う方は、噛んで召し上がっても大丈夫ですし」

活性がマイルドなので、これによって子宮筋腫が大きくなったという報告はないのだという（婦人科医による五年間の経過観察）。現在六万人のユーザーがいて、更年期の不調の緩和を実感されている方が多いのだとか。

しかし更年期世代は千五百万人！　だそうで、「まだまだみなさんの手には届いていないんです」とNさん。

「エクオールは典型的な更年期症状である、肩こり、腰痛、ホットフラッシュの改善に期待が持てます。血流が良くなるので手足の痺れ、こわばりも改善するし、お肌が綺麗になったという声も伺います」

私も三カ月飲んでみて、更年期症状は楽になったものの、生理が毎月来るようになってしまって困り、今はやめているという旨を話すと、

「そういう方は確かにいらっしゃいますね。生理不順がおさまった、生理がまた来るようになったという報告はあります」

と言う。

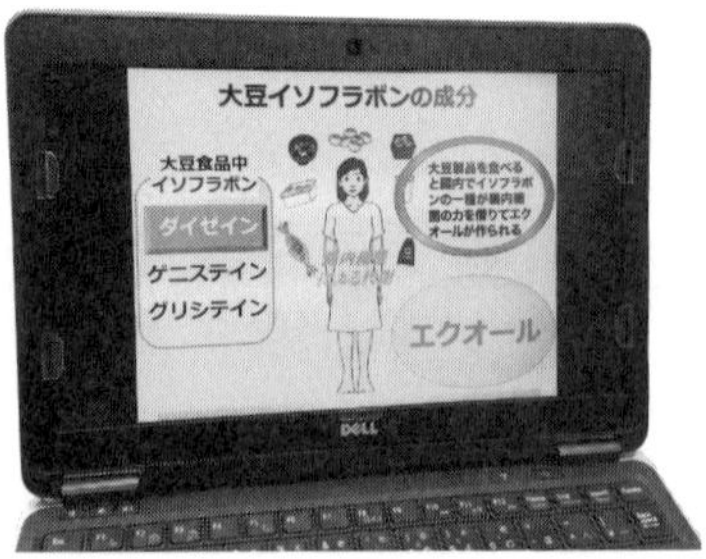

イソフラボンはエクオールが腸内にないと働かない。日本人の二人に一人はエクオールが作れない体質とか

「でもそれは、嬉しい報告ですよね」

「はい。調子がよくなったからもういいかな、と思って定期購入を解約され、また再度契約される方もいらっしゃいます」

確かに、女性ホルモン様のサプリ、やめると更年期症状がまた出て来る、というのは私も何度も経験している。

「漢方だけでなく、女性ホルモン様作用のあるエクオールを摂ることで改善することもあるんです。大塚製薬のエクオールは日本人女性の体に合わせて目安量の一日四粒、10㎎で

改善するという研究結果に基づいておすすめしているので、安心かと」

女性ホルモン様のサプリを飲んだから生理がまた来ちゃって、というのも微妙で、たまたま更年期で生理不順の時期が重なった、ということもあるという。

婦人科の先生たちにもヒアリングをしていて、平たい意見として、更年期症状にエクオールが一つの選択肢になるのでは？　というのだ。

「とりあえず『エクエル』を飲んでみて、改善されないようだったらホルモン充填療法に進む、というステップですね」

「八十代の女性が骨粗鬆症の対策のため飲み始めたら、お肌が綺麗になったって家族に褒められるという報告もあったんですよ」

うーん……もう一回「エクエル」飲み始めるか。

と、大塚製薬会議室でアミノ酸ドリンク「Amino-Value」をいただき、ホットフラッシュの汗を扇子ではたきながら、地味ぃに決意する著者であった。

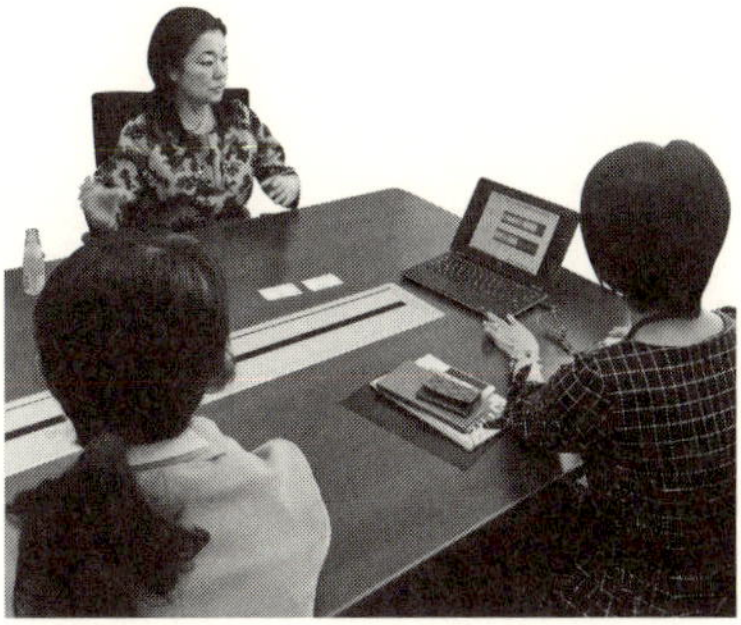

更年期の体調のゆらぎの実態と実例に詳しいお二人の話は、「私だけ？」と悩んでいた私の励みになりました

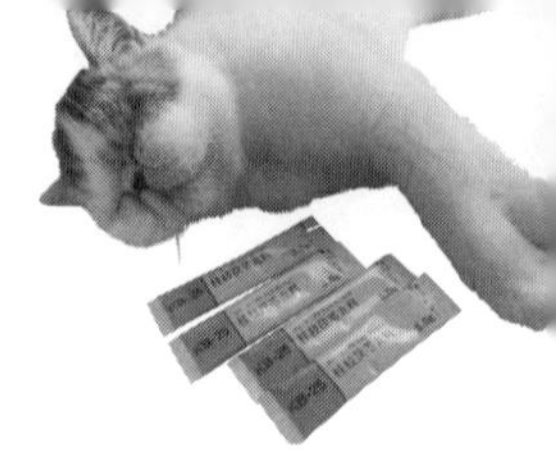

AFTER COLUMN

婦人科、その後

大塚製薬の「エクエル」は、その後Amazonで三つセットを二回買い、半年間飲み続けた。「桂枝茯苓丸」は今でも飲み続けているので、微弱ホットフラッシュはあるものの、一時のスゴイ汗ではなくなった。

いわゆる更年期症状も、この本の冒頭にある婦人科検診から一年間ぐらいが山場で、今は落ち着いているといってもいいだろう。

最後に生理があったのは五十三歳の九月で、十一月に近所の婦人科で検診したところ、女性ホルモン値的にもほぼほぼ閉経なので、あとは一年に一回の婦人科検診でいいと言われた。

「半年に一回とか来ることもあるかもしれないけど、一年なかったら閉経だからね。また、痛いとかなんとかあったらすぐいらっしゃい」

とそこの先生にもお墨付きをもらった。

桂枝茯苓丸は処方箋だけ出してもらえるので、一カ月に一度は受付まで行かねばならぬが。一カ月分１０００円程なので、更年期サプリとしてはお手頃だ。一年前に比べると体調はすこぶる良く、治療院通いもなくなった。

中途覚醒は相変わらずあるので、就寝前に「メラトニン３㎎」を一錠飲んでいる。海外では時差ボケ調整サプリとして人気だ。私の場合これを飲むとぐっすり朝まで眠れるし、精神も安定する気がするので、海外旅行に行った際に、ドラッグストアで購入している。

女性ホルモン様サプリは日本でiHerbの通販で購入している。「ポメグラニト（ザクロ）」とか、「レッドクローバー」のサプリを飲んでも、もう生理が来るということはない。ある意味、閉経万歳だ！

ショーシャ先生のサプリは半年間続けて飲んだ。基本の体力・気力が底上げされた気がする。今飲んでるのはビタミンC、ビタミンD（骨粗鬆症予防）、ルテイン（目の健康用）、レッドクローバー（女性ホルモン様）だけ。生理がなくなったので、鉄分や亜鉛、ビタミンBも飲んでいない。

女性ホルモン様サプリは、閉経の声を聞いたら〝気休め程度〟に飲んでおいたほうが、全身状態が良くなる気がする。あとは、「日々の運動」で血行を良くし、早寝早起きで「成長ホルモン」を出しまくって、アンチエイジング♡

そうこうしているうちに、また生理が来た|д゚)
五カ月ぶり。少量の生理だった。
残務処理、的な？
コーネンキの旅は、まだ終わらないようなのだ。

8

この私がまさかのEカップ!? 補正下着で胸も気分も上向き♪

過去何十年か、

「私は鳩胸で、大きく見えるけど、おっぱい自体は小さいんだよね」

と思っていたし、公言していた。

外から見ても巨乳、温泉などで裸を見ても爆乳の親友を持つ身としては、ますます、自分にはブラジャーなんて必要ないのでは？　とすら思っていたのだ。

ま、もともと、体を締め付けるのは好きじゃないし、ブラは外出時にしても、帰宅後すぐ外していた。家では当然ノーブラだ。

さらに、高齢出産で産んだ子が赤ちゃんの頃着ていた「授乳下着」がラク過ぎて、卒乳してからも着続けボロボロ。その後も『赤すぐ』で「授乳下着」を買い続けていた。

そうこうしているうちにユニクロのブラトップが出てきて、以来、下着といえばそれ一辺倒のオンナになってしまっていた。自らが講師を務める「ベリーダンス健康法」の時

8

この私がまさかのEカップ!?
補正下着で胸も気分も上向き♪

も、その上にチョリ（胸元までの衣装）とスカートで、生腹を出すのは真夏に一回ぐらい。健康のために踊るわけで、腹を冷やしてしまっては元も子もないからだ。

ベリーダンスは胸と腰を中心に動かすから、鳩胸筋と中臀筋がつく。よって、バストアップ&ヒップアップ効果が高く、その部分のタレを感じることも五十代までなかった。

しかし女性ホルモンが激減する更年期もピークを迎え、自分で入浴時、裸を見て、

「♪たら〜ちね〜のおぉぉぉ」

と詠いたくなってしまうことがままある。おっぱいが、萎《しぼ》んで来るのだ。「女性ホルモン様のサプリ」を摂るとまたぷるんっと元気を取り戻すのだが、子宮筋腫と過多月経のため、そのサプリも諦めた。となると、新たなる策が必要ではないか?

消失の危機にあったおっぱいが…

そんな時、同じ年ながらイケイケの編集者Tが、

「横森さん、補正下着って興味あります?」

と振って来た。

「いやー、私、ふだんほとんどノーブラだし、してもユニクロのブラトップぐらい。むかし補正下着つけてみたことあるけどさ、苦しくて三十分としてられないから諦めた」

そう、それは、三十代になったばかりの頃、痩身エステで売りつけられたブラ&ガードル&ウェストニッパーの補正下着三点セット、計六万数千円也だった。そりゃあもうキツクて硬くて、デザインも肌色のオバーン臭いやつだった。私はそれ、購入後つけたのは一回だけ。あとはお蔵入りして、やがて捨てた。

こんな苦しい思いをするなら、運動でヒップアップとバストアップをしたほうがいい!!!というのが私のその後のベリーダンス人生をつくり上げたと言ってもいいぐらいだ。最期まで肌色のボデースーツとガードルでボンレスハムのようだった母親が、反面教師だった面もある。

母は、朝起きると顔を洗って着替える際にまず補正下着を装着。それはその上にお洋服を着る際ボディを形づくる、まさに「ファンデーション」であった。七十代近くになってもその日課を欠かさない母に、

「苦しくないの？　疲れない？」

と聞くと、

「だってこれつけてなかったら、肉が流れっぱなしで留まるところ知らずよ」

と言っていた。そんなことは想像もできない三十代の私は、ふっ、運動しないから……と、心の中で冷笑していた。

しかし、自分が五十代になって分かる。運動していても、この年代になると筋力は衰

8

この私がまさかのEカップ!? 補正下着で胸も気分も上向き♪

え、骨格からゆるんで外へ外へと広がり、肉も重力に従って外へ下へとたるんでいくのだ。

私は編集者Tと、水天宮にある「ｂｌｏｏｍ」さんのフィッティングルームにお邪魔した。ダイエットは基本しないが、なんとなく甘いものはセーブした。

なんせ下着の撮影があるのだ。作家という職業柄、あまりモロ肌は脱げないが（迷惑でもある）、あまりにも太っていてはフィッターの方にも申し訳ない。ま、職業柄、中高年のタワワナ肉体は慣れているではあろうが、それでもねぇ……。『Ｍｙ Ａｇｅ』の誌面を汚すわけにも行かないし。

編集者Tとしても、ヘアメイクやランジェリー・スタイリストさんまで用意して、万全を期していた。あんまり肉々しく見えても誌面的にマズイので、麻のシャツをさらっと着せて、ブラをちょい見せする演出だ。

事前に「ｂｌｏｏｍ」さんのホームページで、人気ナンバーワンの3／4ブラ、ワインレッドを選んで希望を出しておいた。画面で見ても、補正下着とは思えないようなデザインとカラー展開。これなら、普通につけててオシャレに見えるだろう。問題は、着心地だ。なんせ、キツイのは苦手……。

フィッターさんは、細長い手足を持つ美しい女性だった。のちにこの細長い手足が、補正下着のフィッティングには必要不可欠だということを知る（汗）。

「このおサイズでよろしいかと思いますが、とりあえず御自分でつけてみていただけますと、ワインレッドの3／4ブラのサイズタグを見せられた。

「75のE!?　うっそ〜」

私はかつて、ブラを買っていた頃、80のBだった。75だとアンダーが苦しくてつけてられないからだった。ましてや、C以上のカップなど、一生縁のないものと思っていたのに。

「アンダーがゆるいと補正できませんので、75でよろしいかと」

「うーん、最近の補正ブラは苦しくないって噂には聞きますがか？」

……一番ゆるいホックでいいですか？」

「いえ、真ん中か、一番きついところにしてください」

「……よいしょっと」

装着してみると、Eカップは案外かぽかぽでもない。そして、アンダーもそんなに苦しくない。幅広の乳バンドだから、背肉の段々もできてなーい。

試着室のカーテンを開け、みんなに見せると、フィッターさんが満足げな顔で微笑む。のみならず、

「ほらね、やっぱりEだ。私と同じサイズ」

と編集者Tが誇らしげに言う。

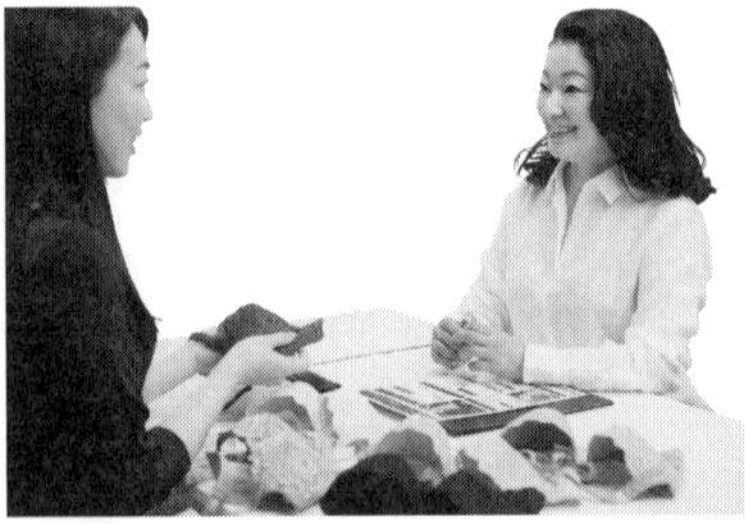

サロンマネージャーでフィッターの奥山さんにEカップと言われ、ムフフ…と笑いが止まらない

8

この私がまさかのEカップ!?
補正下着で胸も気分も上向き♪

ええっ、あんたもEかい!?　どんだけ、寄せて上げてるんじゃい。

「やはりプロですねぇ。目で見てサイズが分かるんですね」

私は感心した。若かりし頃、私の体を目で見るだけでぴったりに採寸した呉服屋のお婆ちゃんを思い出した。プロってすごい。

「では、〝入れ込み〟に入らせていただきます」

カーテンを閉め、プロの補正下着フィッターによる〝入れ込み〟が始まった。長くて細い腕を、ブラと体の隙間にするするっと入れ、背中からおよよよ〜っと肉をブラジャーの中に寄せて入れ込んでいく。

こ、この腕使いは……あ、ハワイアンロミロミのそれに似ている。

およよよ〜っと右から左から。私の3／4ブラのEカップは、ほどなくきっちりと満たされた。

「おおおおっ、脇のはみ肉も隠されるんですねっ」

ブラをつけたとき、それがユニクロのブラトップであっても、脇にはみ出した余計な肉が気になっていた。このブラのデザインとカットは、その肉まで隠される計算になっているのだ。

「案外、きつくない」

「はい、お胸をつぶさず、豊かなお胸を最大限に引き出すデザインとなっております」

ぶっといバンド部分も、カットと色、そして薄い生地感が可愛いから、補正下着という感じではない。

「この私がEカップとは……」

それはまさに、「この私が、東大に!?」という、かの進学塾のキャッチフレーズのようだった(空中ヨガの時もそう思ったが)。

「今回はブラだけの撮影ですが、ガードル、ウエストニッパーと合わせて着ていただくと、左右だけでなく下からの〝入れ込み〟もできるので、より一層お胸が豊かになっていただけるかと。後でご試着だけでも」

いや〜、ガードルは……、いや〜〜、ウエストニッパーだけは……。

「とりあえず今は苦しくないけど、ごはん食べたらここがキックなりそう」

私はしっかりと〆られた横隔膜の辺りを指さした。

「九月に発売される新製品は、より一層柔らかく、着心地が良くなっておりますので、そちらも後でご試着を」

ちょい見せ下着の撮影にこれだけのフルメイクをするか!? というぐらいの女優ヘアメイクを施され、雑誌『Ｍｙ Ａｇｅ』の撮影は無事終わった。

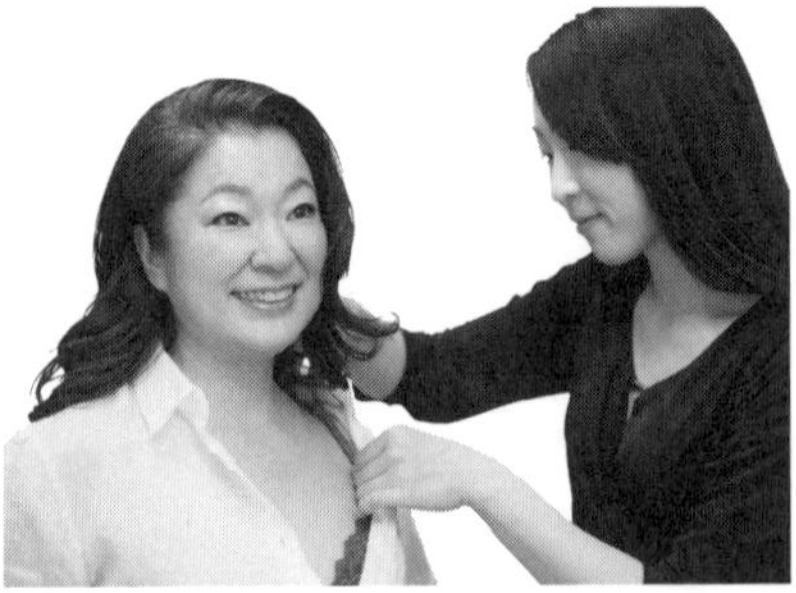

はみ肉も入れ込まれ、スゴイ胸に! 目もきらきら輝く私

8

この私がまさかのEカップ!?
補正下着で胸も気分も上向き♪

フィッティングのシーンはスタイリストの持って来た白い麻のシャツで撮ったが、使用前、使用後は私服で撮影。ちょうどボーダーのブラウスを着ていたから、お胸の形とトップの高さが一目瞭然だった。

このブラをつけると、なんか少女漫画で描かれる理想的なお胸の形、先がツンと上向きの、典型的バストラインになっている。私のお椀型バストに〝入れ込み〟を施すと、こんな美乳が出来上がるのだ！

カメラマンが撮影した使用前・使用後の写真を比べてみると、

「わー、なんか、双子の美人姉妹だけど、一人が貧乳で残念！みたいな感じだね」

とびっくり。編集者Tも、

「なんかこっち、運良さそう」

と嬉しそう。

「ほんとほんと、金持ちの男にモテそうだよね。あ、開運ブラとかどう？　限定カラーのゴールドを新年に」

と「ｂｌｏｏｍ」さんのマネージャーに言うと、

「いただきました」

とほくそ笑まれた。

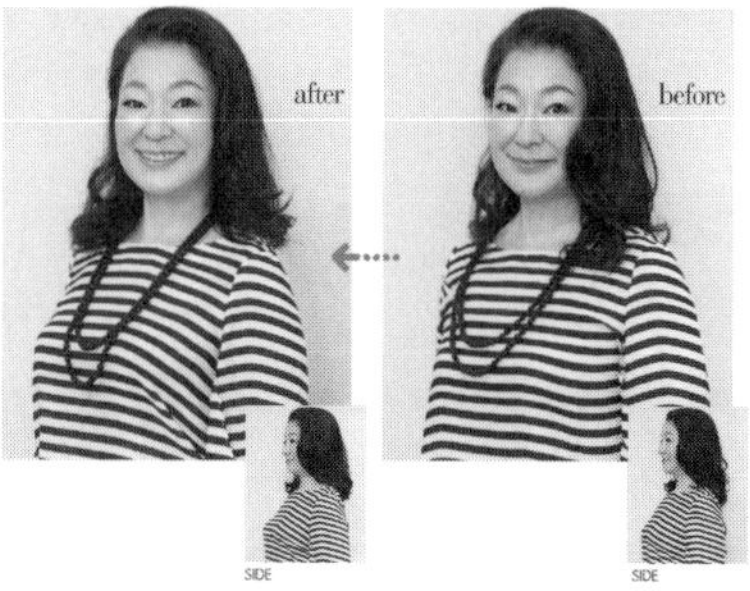

劇的ビフォア&アフター!?　胸がツンと上がって気分もUP♪

撮影が終わった後、秋に発売される新製品の試着をしてみると、ホントに柔らかくて補正下着のようではない。大人ベージュに水色レースが施されたデザインも可愛くて、これならフツーにオシャレでつけたいぐらいだ。なのにフィッターさんに〝入れ込み〟をしてもらうと、ちゃんとEカップのお胸になる。

「せっかくですので、先ほどの3／4ブラとニッパー、ガードルとフルセットでつけてみませんか？」

と言われたので、またとない機会なのでお願いした。かつての補正下着に比べたら難易度は低いが、それでもこの三点を装着するにはかなりの運動量がいった。

「き、着れました」

「では、〝入れ込み〟入ります」

今度は全身だ。

「ごめん、汗かいてる」

装着しただけで全身に汗。この汗が、どんな質のものなのかは微妙だ。

フィッターさん、ほっそい腕をするするとガードルの中に滑り込ませ、

「右の足を一歩後ろに引いてください」

と言う。よいしょっ。着る人もふんばらないと、下半身の〝入れ込み〟は難しい。格闘

しながら、

「すごい、肌の張りです」

フィッターさんが驚いている。

「ふっふっ、日々良い肉をつくるべく、アンチエイジングに精を出してるからね」

自慢げに言う私も私だが、フィッターさんは額に汗して、

「入れ込まなくても、お尻の形が完璧です」

と言いながら、太ももの肉をぐぐーっとお尻に入れ込んでいる。うーん、これ以上お尻は大きくなっても困んだけどなぁ。ただでさえ、ベリーダンスの時、「先生、お尻にヒップパッド入れてるんですか?」と、細い生徒さんには言われてるのに。ま、「天然よ〜」と答えてるんだけど。

「では左の足を一歩後ろに……」

さらにウエストニッパーからおなかの肉をぐぐーっと胸に入れ込むのだが、

「必要ないぐらいシェイプされています」

と冷や汗。

「腹直筋がすごい……」

ふっふっ、ベリーダンスの効果を思い知ったか!

「普通このラインをつくるべく、ウエストニッパーもデザインされているんですが……」

「でも、つーことは、運動してなくても、運動してるぐらいの体型にできるってことですね？」

「その通りでございます」

そしてあんまりきつくない。全身装着したところは、決して人様にお見せできる様ではなかったが（ぷっ）、これならファンデーションとしてイケるのではないか。

運動は、まぁ好きな人でないと続かないから、美ボディを補正下着でつくるというのも、コーネンキ対策にはアリかもしれない。なにより胸や尻が上向きになることで、気分も前向きになるからだ。

私もたまにはぐっと上向きブラで、下着からオシャレしてみようかなぁ、なんて、前向きな気持ちで水天宮を後にしたのであった。

AFTER COLUMN

補正下着、その後

私が「bloom」さんのフィッティングルームに取材で行った話をすると、ベリーダンスの生徒さんが、

「あ、私も行ったことあります！　水天宮ですよね？」

と言う。

8

この私がまさかのEカップ!?
補正下着で胸も気分も上向き♪

「通販で買ってるんですけど、最初はちゃんとサイズ見てもらったほうがいいと思って」

もう一人の生徒さんは、六十九という年齢ながら、

「私は『ブラデリス』♡」

と。これも通販で買える補正下着なんだけど、最初は店舗でサイズをみてもらったんだそうな。どうりで二人とも、レースの可愛いブラをしているし、お胸がツンと上向きだ。

「苦しくないの？」

と聞くと、

「でも、してないと胸が形になんないし」

二人とも母と同じことを言う。まぁ確かに、たまにレッスンに来るだけじゃ、自力で上げとくほど鳩胸筋もつかないかぁ。

私はと言えば、相変わらず、家にいるときはグンゼ「キレイラボ」の綿のシームレス下着でノーブラ、出かけるときはユニクロのカップ付きタンクトップ。増えたものと言えば、極寒時の腹巻ぐらいか。腹巻付きパンツも。

閉経を迎えた途端、なんだかおなかが弱くなって、食べ過ぎても冷やしてもNGなのだ。ホットフラッシュで暑くても、おなかとくるぶしだけは冷やしちゃいかん！　綿×シルク腹巻とレッグウォーマーは、年中必須ですよ♡

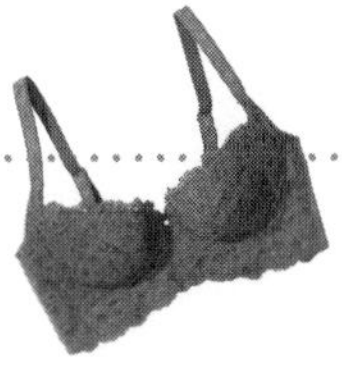

9

一万歩お出かけウォーキング
浅草散歩編

　健康と美容のために歩かにゃいけん、歩かにゃいけん、と思ってはいても、これなかなか、できるものではない。ぎっくり腰からウォーキングの必要性を迫られ、ウォーキングシューズＭＢＴは買ったものの、一人でウォーキングに行ったのはたった一回。

　ＭＢＴのトレーナーが一緒に歩いてくれれば、公園一周（２㎞）も苦ではないが、一人だと結構根性がいることが、やってみて分かった。新緑を仰ぎつつ、意気揚々と歩いて帰ってくるまではいいが、もうぐったりしてあと何もやる気が起きない。これじゃあ、健康のため日常生活がままならなくなってしまう。

　ＭＢＴのウォーキング会に数回参加した頃は、毎日スマホのアプリ「ヘルスケア」で（これも存在することすら知らず、娘に教わった）、

「今日何キロ歩いたかな」

　とチェックしていたが、やがてそれも忘れてしまった。

9

一万歩お出かけウォーキング
浅草散歩編

原稿を書くに当たって久しぶりに見てみたら、ウォーキングをしないまでも、出かけた日は４㎞ぐらい歩いている。居職の私は一日平均３・６４㎞。読み書き仕事がつまって出かけないと、一日平均２・３５㎞となる週もある。１㎞に満たない日もあり、データを見るとゾッとする。

公園を一周して、さらにお出かけをプラスすると７・５９㎞。ウォーキングだけだと５・２㎞。車で出かけると０・４５㎞なんて日もあり、今後の足腰の健康を考えると〝なんとかせにゃ〟だ。

専業主婦の方も私と同じと推測する。玄関先に車があったら、やはり便利なので乗ってしまうであろうし、自転車は電動自転車ならば、あまり運動になっていない。公共の乗り物を利用し、間に「歩く」という行為を意識して入れなければ、足腰が退化して行くこと間違いなしだ。

ところが私の過去半年間で、一日10㎞、知らないうちに歩いていたという日が二日だけある。それは、娘と行った京都旅行と、この連載の編集者Ｋと行った浅草ぶらり旅。

その頃はまだウォーキング夜明け前だったので、娘のスマホ、編集者Ｋのスマホで、

「すごいよ、今日は10㎞歩いちゃった！」

と知らされた。

この二件が普通のお出かけと違うところ、それは、「観光」という要素が入るところで

ある。「観光」的な街に出かけると、人は誰でもおのぼりさん気分になり、楽しくて知らないうちに「歩いて」しまうのである。

知らない町を歩く。知っていても、もうだいぶ長い間訪ねていない町を歩く。すると、次から次へと、めくるめく未知なるものに誘われて、「歩いて」いることも忘れてしまうのだ。気が付いたら足が棒。でも、甘いものなど食べてまた歩き始めると、疲れているのも忘れてしまう。

そして、好奇心を掻き立てる、知らないお店に入って何か食べたり、お土産を買ったりすることで前頭葉が活性化＝若返り。

日常の憂さを忘れてアリス・イン・ワンダーランドの気分に浸れる＝気分UP！

これこそ、コーネンキに必要なイベントではないだろうか。

というわけで「浅草編」。実は編集者Kの故郷・大分の、別府温泉発のコスメショップが浅草に新しく出来た「まるごとにっぽん」にオープンして、足湯もあるというから訪ねてみたわけである。

別府にあるサラヴィオ化粧品の研究所で、温泉藻から抽出された成分RG92《アルジ》は、痛み、痒み、赤みの緩和、老化防止、肌のターンオーバーを整えるなどの効果があるのだという。

9
一万歩お出かけウォーキング
浅草散歩編

編集者Kは、温泉の藻の成分がアンチエイジングによさそうということを、このコスメで知ったらしいが、もともと大の温泉好きで、特に別府温泉がお気に入りだ。

「別府の湯はバラエティに富んでいて、温泉の泉質10種類のうち、7種類が堪能できるから、体調にあわせていくつかの湯に入りに行くと、元気回復するの！」

なんと里帰りのたびにこのお湯に浸かり、若返りを図っているというのだ。

「どんなもんかなー」

と言いつつ、浅草なんて久しぶりだし、お出かけすることにした。

「結構遠いなー」

と思いつつ、銀座線で浅草に降りた時は、ちょっと嬉しかった。古い地下鉄構内。そこは既に下町の飲み屋街だった。午前中だったから開いてはいないが、午後になればいい匂いを漂わせるだろう。

そして地上に出る階段踊り場には古臭い理容店のポールライトがあり、普段使いの着物を着た女性が通りかかる。うーん、下町情緒たっぷりだ。

まだ開店していない店の多い仲見世通りを通って浅草寺、朝も早よから人力車に乗り観光しようとしているお嬢様方を微笑ましい気分で眺める。

「あら、あの人力車のお兄さん、意外とイケメンじゃない」

と、おばちゃんチェックも外さない。

そこから浅草ROXを後目《しりめ》に、事前に編集者Kより渡されていた浅草の地図を頼りに、客寄せのチラシを配っている若手芸人さんたちに道を聞き、なんとか「まるごとにっぽん」に到着した。

「へ～、立派でないの!!」

とひとりごち、編集者Kの待つ二階「おおいた温泉座」に赴いた。

「おはよ～」

店頭には鳥居のような色と印籠のようなデザインの「あるじの秘温泉」コスメが並べられ、温泉マークの暖簾《のれん》がかけられているから、ちょっと温泉気分だ。

早速、足湯を体験をば、と思いきや、ビニールの足袋《たび》を差し出されてまず履かされる。これ、足湯の意味ないじゃーん、と、思ったが、

「気分だけでも体験していただけるのと、ビニール越しにも温かさを感じていただけます」

と温泉はっぴを着たスタッフが言う。

「この足湯には、通常の二倍量の入浴剤が入ってますので」

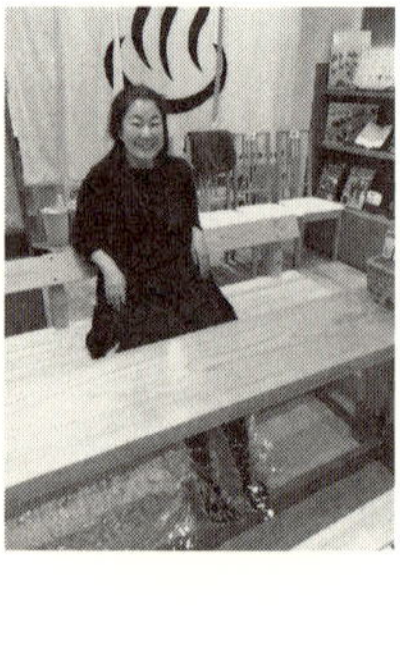

温泉藻の説明を聞いているうちに、ぽかぽかに～。浅草観光で歩き疲れた足を癒すスポットによいかも

って、足、浸けなきゃ意味なくない？　衛生面を考えてのことだろうが、じゃ入浴剤買って帰ったほうがいいじゃん。まー、靴下脱がなくていいのは楽だけどさー。しかし確かに、足袋越しにも温かさは感じ、うっすら汗もかいた。

私と編集者Kは、かなりお得なお試しセット（保湿ジェル、スキンローション、入浴剤三袋入り）1000円を買った。

これを家の風呂に入れて入浴してみると、しゃわしゃわ〜っと微炭酸で、色は薄い水色。結構まろやかなお湯加減になり、気持ち良かった。かなりあったまり、疲れも取れる気がする。別府の温泉に湯治に行ったら、どんなにいいだろうと想像できた。

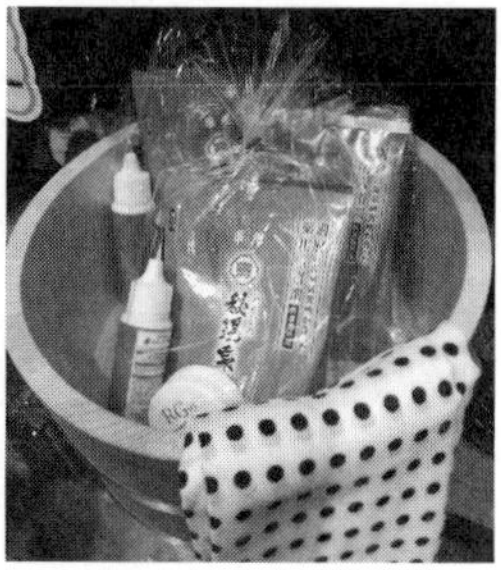

桶にディスプレイされていたRG92入り「あるじの秘湯泉」お試しセット。旅にもよいサイズ

そこから日本各地の名産物がある「まるごとにっぽん」を回った。民芸品にもお洒落な焼き物などあり、しかも手頃な価格で売られている。

私は小さい切り身の魚などがぴったりそうな薔薇のお皿を買った。東北の窯元だが、二枚セットで2000円、つまり一枚1000円だ。作家ものでこれはお得！

「私はもうしてるけど、ふるさと納税コンシェルジュコーナーもあるよ」と編集者Kが教えてくれる。私たちがここを訪ねた後、熊本・大分の震災が起こってしまった。「まるごとにっぽん」でご当地モノの買い物をしたり、ふるさと納税をすると被災地支援にもなるから、観光がてら行かれてはいかがだろうか。

老舗でお茶&ランチ

「じゃ、『ヨシカミ』でランチしよーか」

取材が終わり、浅草で六十年の老舗洋食屋さん「ヨシカミ」に向かった。東京スカイツリーを間近に見る路地もまた風情があり、その古い小さい洋食屋さんには、昼前で既に長蛇の列ができていた。

「一時間待ちですね」

と言われ、ウェイティングリストに名前を書いて、もうちょっとぶらぶらすることにした。

「老舗の喫茶店もあるよ」

と、編集者Kが創業七十云年のケーキ屋さん「アンヂェラス」に連れて行ってくれた。絵に描いたような「洋菓子・喫茶店」。私たち世代の原風景的な、可愛いバタークリーム

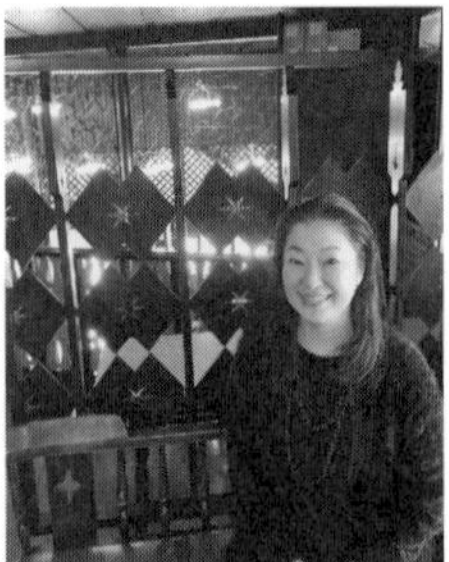

山小屋のような造りが落ち着く「アンヂェラス」。差し込む光が美しい

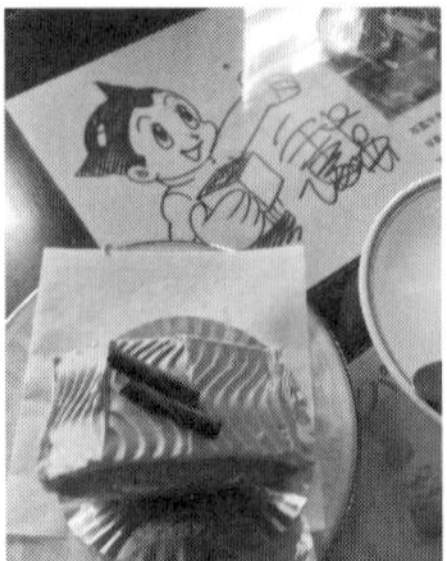

モカロールの向こうに見えるは手塚治虫先生の手描きの鉄腕アトムとサイン!!

ケーキが並ぶショーケース。何もかもが歴史を感じさせる古さだが、ピカピカに磨き込まれていて、美しい。

店内の装飾もまた美しく、軽井沢にいるような気分にさせてくれる。アンティークなウェイトレスの制服も可愛く、テーブルも椅子も窓も、何もかもが小さくて可愛い。テーブルのトップガラスには、馬場のぼるさんや手塚治虫さんのイラスト付きサインも入ってて、子供時代大ファンだったから、胸が躍った。

「このテーブルで、コーヒー飲んでケーキ食べてたのかな〜」

と思うだけで嬉しい。折も折、超お洒落なダンディお爺ちゃんが入って来た。常連さんっぽい。ドレスアップしてコーヒーを飲みに行く、日本人がお洒落で粋だった頃の浅草を感じることができるお店だ。

「アンヂェラス」でウィンナーコーヒーを飲んでから、「ヨシカミ」に戻った。

「ああ、横森さん？　順番来ちゃったから先に次の人通しちゃったよ。ちょっと待ってて」

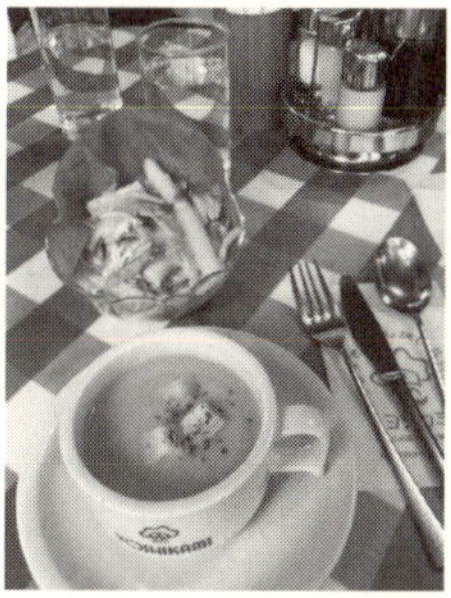

チェックのクロスにサラダとコーンスープ。乙女？　に胸キュンの組み合わせ

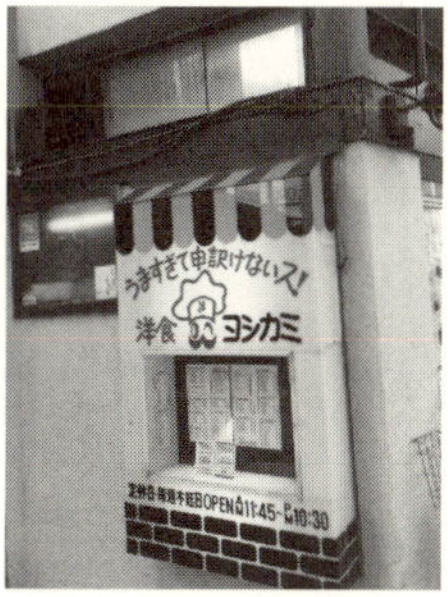

いつ行っても行列の「洋食ヨシカミ」。この看板もレトロでかわいい！

と綺麗な白髪のお爺ちゃんに忙し気に言われ、表のベンチでしばし待った。が、店に入ると、そこはまた古いけどピカピカに磨いてある、キッチンスタッフも大勢いる、現役バリバリの大人気老舗洋食店だった。

テーブルにかけてある、真新しい白×赤チェックのテーブルクロスも可愛い。この頃、私はまだ小麦禁止期間で、ほとんどの洋食ものが食べられず、ステーキすらも粉に小麦が使ってあると食べられない状態だった。が、その旨告げると、なんとふり粉を片栗粉に変えて対応してくれたのだ！

ランチの忙しいときにこの神対応。下町っ子気質で口は荒いが心は優しい、そのスピリットに触れた気がした。

ランチの後、東京都伝統工芸「かなや刷子《ぶらし》」で手作りの歯ブラシとミニミニ箒を購入。ここの四代目はイケメンで、お母さんも美人（我々と同世代か）。

「この歯ブラシは僕も子供の頃から使っていて、ほんとにいいものなんです。三カ月持ちます」

と若旦那、白い歯がこぼれんばかりの微笑みだ。ミニミニ箒は、女将さん曰く、

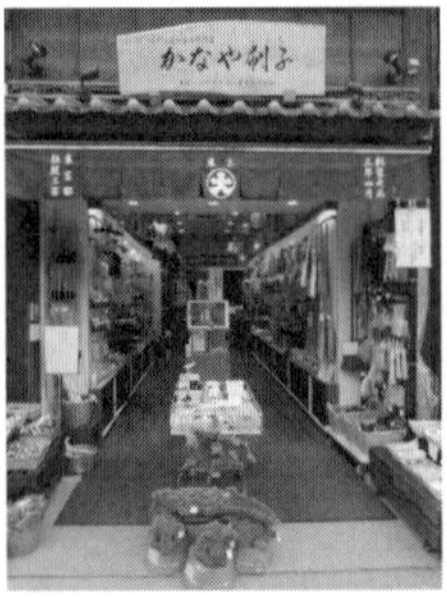

大きいものから小さいものまで。いろんなブラシや箒が勢揃いしている

9
一万歩お出かけウォーキング 浅草散歩編

「キーホルダーにされる方もいらっしゃいますよ」

だが、私は真剣にお掃除用具としてこういうのを探していた。うちは猫の抜け毛がすごいから、家電の細かいところのお掃除に、マジで便利。しかも、置いておいても可愛い！

しばらくぶらぶらして、また浅草名物「梅園」の豆かんをいただく。浅草観光の際にはぜひ立ち寄ってほしい。ホントに美味しいから。盛りもデカイ（どんだけ食べるんじゃ？）。私はこれ、デパ地下でも買ってるぐらい。豆がハンパなく入ってるし、寒天が美味しいのよ。


最後は隅田川でレンタル浴衣観光のお嬢様方を眺め、私たちの「浅草ぶらり旅」は終わった。これで一万歩！ あっという間の出来事だった。楽しい、ということは、ホントに時間を忘れるものだ。皆様もぜひ、お近くの観光地を、あえて旅してほしい。美容と健康と若返りのために！

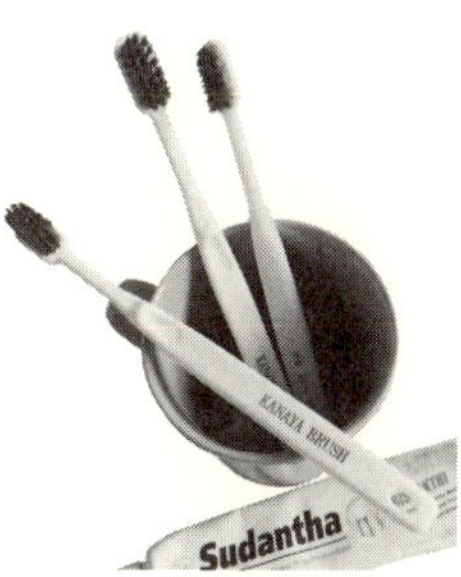

「かなや刷子」の人気商品、馬毛の歯ブラシ。歯ざわりよく、しっかり磨ける

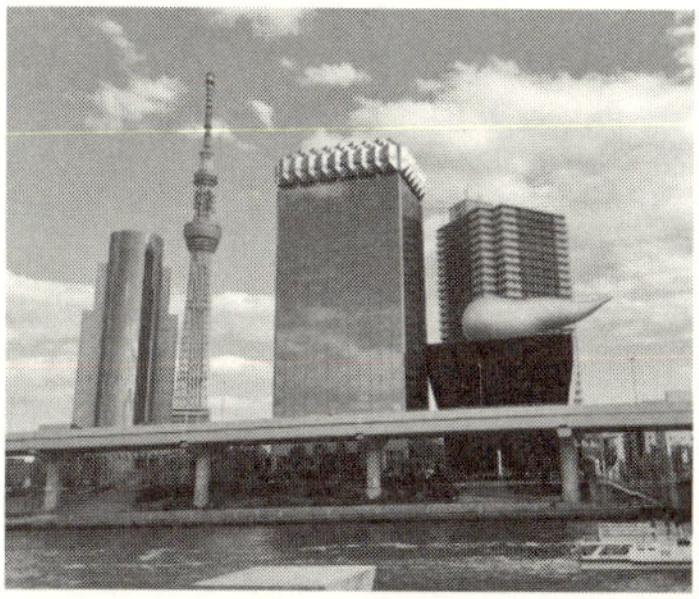
季節ごとに歩きに来たい浅草でした♡

10

顔たるみは体から!? 骨気《コルギ》に行ってみた!!

その日私は、恵比寿の坂の上で迷っていた。

骨気の体験取材に行くところなのだが、

恵比寿南の交差点左折坂あがる

という説明だったので、自力で行けるとタカをくっていた。なんせ二週間に一度はヘナ（白髪染め）で通う道だし、三十代には坂の上のエステに毎週行っていたから、この辺は土地勘がある。

が……浦島太郎だった。

二十年の間にこの界隈はお洒落なカフェが林立し、かつてとは違う町となっている。年下の友達に聞いていたシャレオツな「山の上バル」も徘徊中確認した。ここかなと思ったハンバーガー屋のビルの四階に上がったら、そこはどこかのオフィスだった。アポなしの珍客に社員二十名ほどが一斉に振り向き、変なオバサン感満載だった。

10

顔たるみは体から!?
骨気《コルギ》に行ってみた!!

ランチタイムに出て来たであろう若いイケメン会社員にも道を聞いた。優しかったから気を良くしたが結局分からず、編集者Kに電話をかけた。意地を張らず、駅で待ち合わせすれば良かったと思った。

前置きが長かったが、目的地「薬手名家《ヤクソン》」はさっきのハンバーガー屋のビルを左折、その隣の「マーサーカフェ」の四階にあった。

アールデコ調のエントランスからエレベーターに乗り、降りると、そこは韓国だった。エステティシャンはほぼ韓国人だし、インテリアも韓国。施術台も金色のカバーで装飾され、フェイシャルの際ふわっとかけられたお布団も金色だった。冷房ビンビンでお布団がしっかりかけられるところも、リッチな韓国風だった。

編集者Kと受けることになっていたので、施術台が二台あるカップルエステルームに通され、まずは「薬手名家」店長の話を聞く。

「骨気はもともと、韓国に伝わる自然療法なんです。かつては村の人に具合の悪いところがあると、骨気が治してしまった。今では小顔エステとして有名ですが、もともとは伝承医学なんです。それがエステにも使えるということで、我が社は三十五年前に骨気セラピーを体系化し……」

店長も少しは日本語がしゃべれるが、サロンの通訳がついて、説明してくれる。

「健康でなければ美しくもいられないというのは美容の基本。なので、当エステではまず全身の骨格筋を整え、その上で小顔矯正を施して行きます。お顔だけの施術もあるんですが、より効果的なのはまず骨盤を整え、下半身の矯正をしてから、背中、肩、そしてお顔、と骨気して行きます」

薬手名家＝ヤクソンは韓国内外百店舗の一大企業だ。オリジナルの韓国化粧品ラインも持っているし、その揺るぎない自信が、店長からも漂っていた。渡されたパンフレットには、

「誰よりも美しく魅力的に管理します」

と書かれている。既にお揃いのTシャツ＋短パン（ヤクソンのエンブレム付き）の施術着に着替えている私と編集者Kは、

「はい、管理されます！」

と、声を揃えて心の中で言った。

「骨を刺激するとなぜいいかと言うと、骨の中で骨髄液がつくられるからです。特に大腿骨などの大きい骨は、刺激してあげると全身の活性が良くなるんです。カルシウムの生成も活性化されるし、血液も沢山つくられ、全身に栄養が回るようになるんです」

貧血改善とか、代謝を良くするため、さらに骨粗鬆症予防に骨を刺激するという発想は我々日本人にはなかったが、言われてみると理に適っている。

「お顔のたるみは実は、滞りと歪みから来ているんです。骨気をして痛いところは、滞っ

ている証拠。そこをほぐしてあげると、流れが良くなってたるみが取れます。お顔の歪みはその土台、骨盤の歪みから来ています。骨盤の歪みは、内臓の癒着が原因のこともありますから、骨盤内もほぐします」

骨にくっついている筋肉、筋膜と骨との癒着を剥《は》がして動きやすくしてあげると、歪みが取れ、骨や内臓が正しい位置に戻るのだという。

「お顔だけでなく全身、滞りを取り、流します。骨は痛みを感じないので、痛いところは骨のまわりの筋肉が凝ってる証拠なんです。特に股関節、脇の下は大きなリンパがあるところなので、ここを重点的にほぐすとリンパ液の流れが良くなります。かなり深いところの骨気を施しますが、当エステのセラピストは本国のアカデミーで三年間、技術だけでなく身体についてしっかり学んでいますから、間違いがないんです。何か質問は？」

「えっと、お話を聞いていると筋肉のコンディショニングにとてもいいようですが、韓国ではスポーツ選手とかも骨気をされてるんですか？」

「はい。現代の骨気は高級なので一般的ではないですが、プロのスポーツ選手などは、試合の前や後、骨気を呼んだりします。特に試合前だと、体が正しい位置で動かしやすくなるので、直接結果につながります」

「するってぇと、韓流スターや韓国の女優さんたちも常連さんですか？」

「はい、よくいらしてくださっています」

店長が微笑んだ。あとでパンフレットをよく見ると、日本ではＩＫＫＯさんも常連のよう。さすがだわ、オネエさま。

「韓国ではアンチエイジングというと美容整形が主流ですが、骨気をやると整形はあまり必要ないです。骨気で足りない部分だけすればいい」

うーん、説得力のある言葉だ。パンフレットをよく読むと、美容整形後のケアもある。

「それでは実際の施術に入りましょう。ボディとフェイスをちゃんとやると、三、四時間かかってしまうので、今日は簡略化して行いますね」

「はいっ」

なぜかやたらと気合いが入る私と編集者Ｋ。ボディ担当の骨気が二人入って来て、施術が始まった。施術自体を骨気というし、施術者のことも骨気というらしい。日本でも逆さの「気骨」という言葉があるが、この施術は、骨に気合いを入れる術のような気もする。

まずは土台の骨盤矯正から始まった。骨盤の歪みを正すと顔の歪みが整う。これは理に適っているが、リンパの集まっているコマネチラインも、腕の骨を当てぐいぐい揉みほぐす。骨盤の内側のきわも手を入れて癒着を剥がすようにぐい〜っと。

「おおーっ」

これは、ピラティスの先生に卵巣囊腫の手術後何回かやられたが、かなり体のことを勉強している人でないとできない技だ。

「あたたたたたっ」

張り付いているところは結構痛い。手術後も奥の傷と内臓、周辺の組織に癒着が起こりやすいが、パソコン生活などで座り時間が長いと、お尻や腰回りは誰しも固まる。それをほぐしてもらえ、骨盤だけでなく、足のディープストレッチもしてもらえるのだから、これはエステというより整体だ。

「すごいですね。ドクターストレッチみたい」

「はい、こうやって正しい位置に体を整えてあげると、全身の流れが良くなるんです。ヒップアップにも即効性があります。ほら、触ってみてください」

下半身を整えた後、うつ伏せのまま両手でお尻を触らされた。

施術前に触らされた時とは、全然違う。ベローンと外側に広がっていた両方の尻が、しゅっと中心に寄っている。

その後、背中、脇の下とボディの施術が続いた。一時間はこってり揉みほぐされただろうか。短縮版といっても、もうクタクタ、というぐらいの濃さだ。

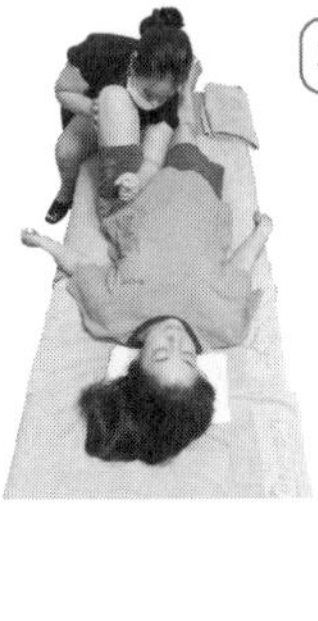

1 骨盤の内側のきわも剥がすようにほぐされる

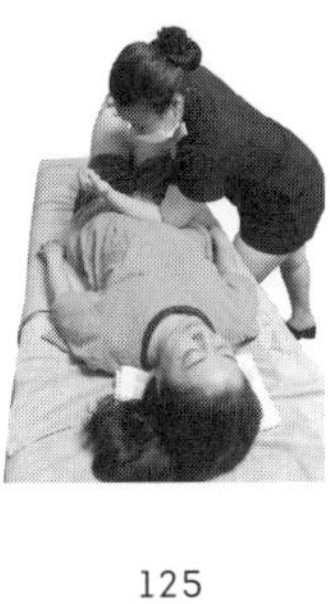

2

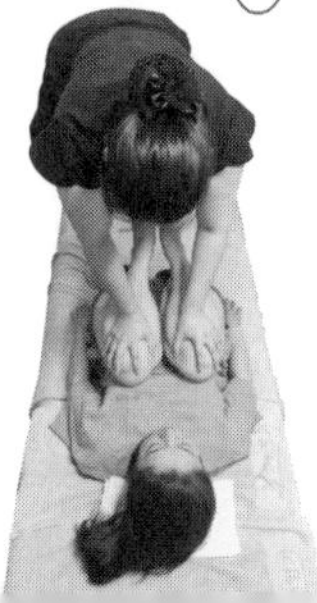

3 足のディープストレッチも。きくわ～

「骨と骨を合わせて自分の体重をかけて施すので、施術者も疲れないんです」

と店長が説明を加えるが、こっちは一時間運動したぐらいの感じだ。てことは、運動苦手な人は、寝たままで運動させてもらえる、ということではないか。

ベリーダンスやピラティスなどでよく運動している私でも、足の歪みも矯正してもらえ、自分ではできないストレッチもしてもらえたので、かなりのコンディショニングになった。

骨気は痛いという噂だったが、それほどでもないというのが感想だ。この程度の痛みで運動・美容・整体効果が得られるなら、へでもない。

「それでは、お顔に入らせていただきます」

小顔骨気は、店長自ら施術する。

「本当は、コースの初回はほぐすだけの骨気となりますが、今回は取材ということで、術前術後のお写真のため、三回目ぐらいの強度でします」

「はい」

「本当は、背中と腕のクリームマッサージが入ってからのお顔ですが、今日はすぐお顔に入らせていただきます」

「いたたたたっ」

「はい、顎《あご》がかなり固まってますね。強い噛みしめがあると思われます」

「はい」

私は成長期に歯列矯正をしていたせいか、もともと顎が固まっている。その上、執筆中や就寝時にどうも噛みしめがあるらしいのだ。歯科検診の時にもいつも注意される点だった。

「右利きですか？」

「はい」

「右利きの人は右のほうがこっているものですが、左のほうが肩も後頭部もこっています。何か原因がある」

「はい。もう二十年も前ですが追突事故でむち打ちになり、左肩首が梅雨の時期にはいつも重くなるんです。目も左目のほうが悪く……」

「なるほど。目も肩首から来てると思われます。滞っているところには、必ず原因がある」

骨気……この深遠な世界に、私は次第に引き込まれていった。

「いててて……」

顔が、顔が固まっている。特に左の耳の後ろが超痛い。

「首の後ろが詰まっていますね。夜、よく眠れますか？」

「はい。つっても、毎晩メラトニンを飲んでるんですが」

四十代後半から眠りが浅く、メラトニンやセントジョーンズワートを飲まなければぐっ

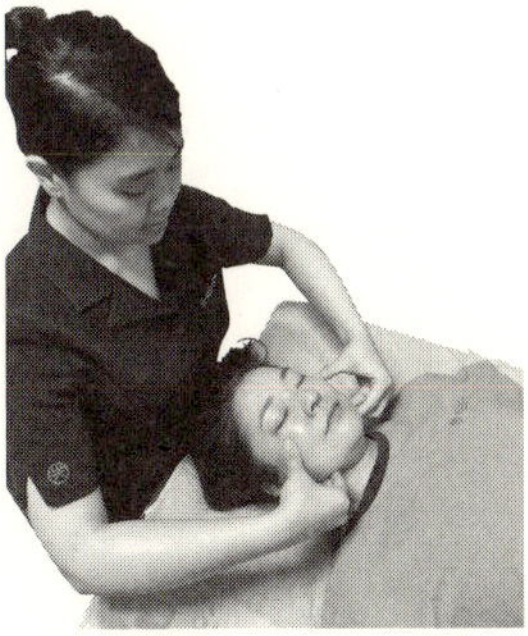

ベテラン店長の小顔骨気を受ける。その凄さが彼女のたくましい腕に表れている

すり眠れない。

「首の後ろが詰まってると、熟眠できなくなる。ここをほぐしてあげると、ぐっすり眠れるんです」

「ええっ、更年期のせいかと思ってたけど、首の詰まりのせいだったんですか！」

更年期症状だと思っていたことが、ただの加齢、そしてパソコンなどの生活習慣による症状だったとしたら、そこを改善すればもう「コーネンキなんてこわくない」ちゅうことではないか。

「ここ、詰まってます。ここ、大丈夫なとこ。違い分かりますか？」

「はい」

顔に骨気を施しながら、店長が言う。

「ほぐすと、こう。分かりますか？」

「ほい」

顎関節《がくかんせつ》と、目のまわりの骨もかなり詰まってて痛かった。額も、表情筋が年々強くなるなぁとは思っていたが、やはり結構痛かった。

「顔は、ここ（顎）、力抜いて、口、閉めすぎない。いつも、ちょっと微笑んでる」

と指導される。私、ベリーダンスの先生、いつも、生徒にそのこと教えてる。でも、自分はできてないってこと!?

「いたたたたっ」

目のまわりの骨気は相当痛かった。やはり目の使い過ぎ。でも、こんな目の際に指を入れてグイグイ指圧するのは、相当熟練の整体師でないと無理。受ける側として経験値の高い私は感心した。店長スゴイ！　あの、満ち溢れる自信は、ハッタリではなかったのね〜。


施術が終わった後、店長と記念撮影をした。

「ここ（肩）、上がってる。ここ（肋骨）、入れて」

とポーズの指導をされる。

「これが普通です」

と、店長の肋骨を触らされる。しっかり収まってる。

「ここ（肋骨）、ちゃんと入れて、首、伸ばすと肩下がる」

後頭部を手ですうっと上げられる。私、ベリーダンスでこの姿勢、いつもやってみせてる。でも、なんで今できないの？

して結果は、いつも垂れ下がっている右目がパッチリして、顎もしゅっとしたような気がする。その旨伝えると、

「かなりむくみがあったね。明日はもっと綺麗になるよ」

一晩寝ている間にもっと老廃物が流れて、翌朝小顔効果が期待できるという。

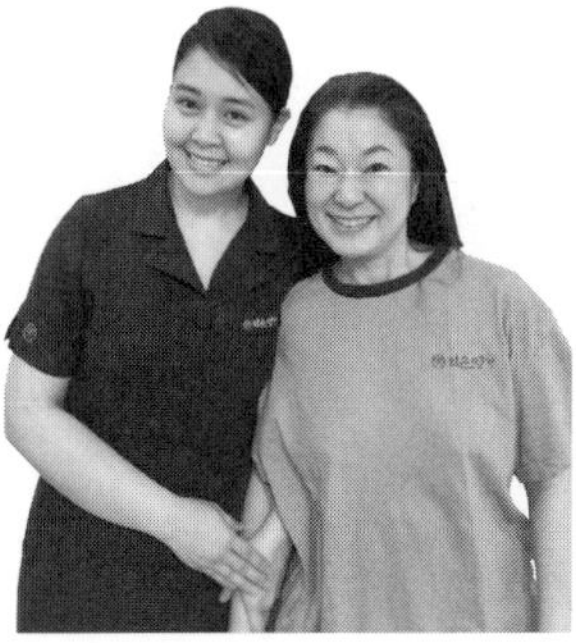

凄腕体験をしてスッキリ。撮影しながらも店長に姿勢矯正されている私…

最後に、店長も開発に携わったという「コルギストーン」の使い方も指導してもらった。ただの美顔ローラーと違うのは、骨を刺激するようにできているところだ。どうやって刺激するかというと、二つのローラーで顎の骨を挟んで、自分の体重をかけて（顔を傾ける）動かすのだ。

「おおーっ、こうやってやるんですね」

これなら家でも骨気《こるぎ》れそうだ。

「首の後ろはこう」

詰まりがちな後頭骨から首の後ろは、反対側のローラーでぐい〜っと流す。

「こういって、こう」

それを前の鎖骨まで流すと、リンパの流れが良くなって、お顔スッキリ効果が期待できるという。店長の指導は説得力があり、

「にゃんばります！」

という気分にさせてくれた。これぞ、プロの美容「管理」ではないか！

その日は、呆けたようになって爆睡。

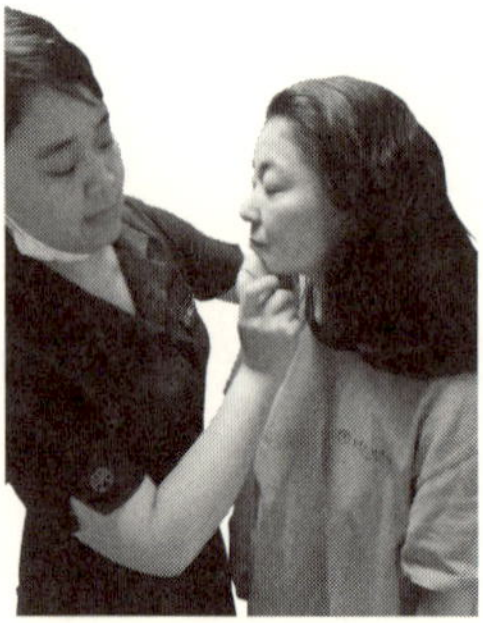

「コルギストーン」のローラーをゆっくり顎から耳下まで滑らせ、リンパを刺激

10

顔たるみは体から!?
骨気《コルギ》に行ってみた!!

翌朝、洗顔の際お顔を確認すると、右目が物凄く上がっていて、その上にたるんだ瞼《まぶた》の皮膚が少々乗っかっていた。

「こ、これが、骨気で足りない部分というやつか……」

私は朝のバスルームでひとりごちた。

11

一万歩お出かけウォーキング
女友達と横浜&鎌倉編

中学の同級生ひーちゃんが山梨から出てきて、湘南に住む同級生ちーことプチ同窓会をするようになって二年目。

きっかけは、三年前の手術だった。私は卵巣嚢腫摘出手術を、ひーちゃんは子宮がんで全摘。二人とも九死に一生を得た気分で、お見舞いをきっかけに恒例行事となったのだ。

人間五十代にもなると、「元気なうちに会っておこう」という気運が高まる。と同時に、〝きっかけをつくらねば出かけなくなってしまうお年頃〟でもある。

そして、この年になると一年はあっという間。毎夏のプチ同窓会計画を楽しみに、一年ワクワクと過ごすのもコーネンキを一緒に乗り切る良策だ。

これについて、編集者Kよりお達しがあった。どうせなら運動不足も解消せよと。浅草編につぎ一万歩ウォーキングのお題が課せられた。

そして、五十代女子が口角を上げて笑顔で記念写真を撮る訓練！　これは、こんなことでもなければ写真を撮らなくなったお年頃女子が、顔筋を鍛えるいい機会でもある。

口角を上げ満面の笑顔にならねば、老け顔に写り、必ずや後悔する。八十歳になったとき、「あの頃はみんな若かったね。綺麗だったね」と言い合うために今、頑張って笑顔を鍛えるのだ。

11
一万歩お出かけウォーキング 女友達と横浜&鎌倉編

集合場所は中間地点の新横浜。山梨からは八王子で横浜線に乗り換えて四十分ほど。湘南からと我が家からは三十分ぐらいの立地である。そこのホテルに一泊し、一日目は横浜観光、二日目は鎌倉で一万歩ウォーキングを実施する計画だ。

選んだホテルは「コートホテル新横浜」。邸宅風に改装したホテルで、一部屋だけホームエステ付きレディースルームもあるという。

二人にはそこに泊まってもらい、私と娘はコンフォートツインという部屋に泊まることにした。高齢出産で産んだ子がまだ十三歳。私だけコブ付きだ。

ひーちゃんが朝十時八分に新横浜到着だというから、まずホテルに荷物を預かってもらい、中華街に出発することにした。

北口から徒歩五分、到着してみると、ビジネスホテルライクな外観とは打って変わって、英国調のロビーだった。一階にコートホテルのタペストリーが掲げられ、チェックインタイムには案内

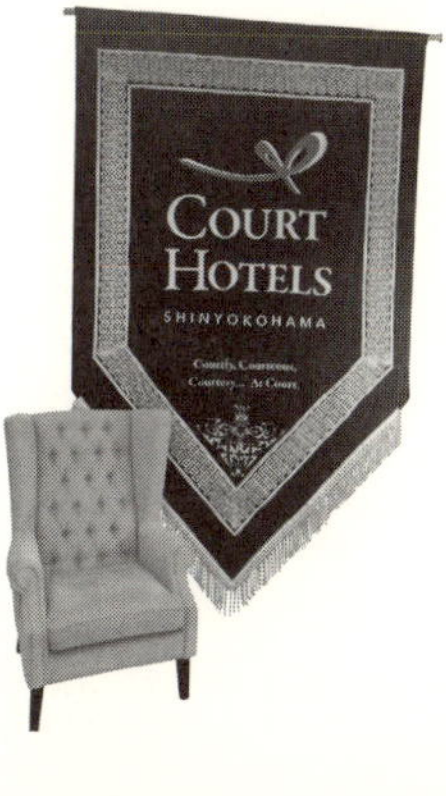

「コートホテル新横浜」のエントランスは英国の雰囲気

のイケメンが配される。レセプションは二階だが、素敵な階段を登り、ロビーで紅茶やハーブティが提供される。

ホテルマンの制服もお素敵♡　たまたま外国人のお客様もいて、なんだか一瞬、ロンドンを旅しているような気分になった。ここのホテルで使われているベッドは英国王室御用達スランバーランド製だというし、期待が高まる。


さて、ロビーで待ち合わせをして荷物を預けた我々一行は、横浜中華街に向かった。ちーこがどこぞのフカヒレランチを12時に予約したというので、それまで中華街をぶらっとする予定だ。

新横浜からは電車で二十分ほど。私の家からはそんなに遠くない町だが、もう二十年ぐらい足を踏み入れてない。若かりし頃は、何かにつけては横浜に出かけたものだが。

「へー、横浜の中華街ってこんな風なんだー」

と、生まれて初めて連れて来てもらった娘が一番興奮している。海外のチャイナタウンにはよく出かけているのだが……。

「いやー、でも、元気そうでよかった。去年よりもっと調子良さそうだね」

私はひーちゃんの顔を見て言った。抗がん剤治療で一度は抜けた毛もしっかりと生え揃い、今でも週四で働いているという。

11
一万歩お出かけウォーキング
女友達と横浜&鎌倉編

「私もさぁ、取材でアンチエイジングを色々やってるせいか、ますます調子がいいんだよね〜」

痩せるとか、ルックスが若返ることより、色んなことが辛くなくなってきたというのが大きい変化だ。家事の辛さも減ったし、フライトが辛いからもう海外旅行は嫌だと思っていたのに、七〜八時間のフライトなんかへでもなくなった。どこに行くにもウォーキングシューズ着用で歩く気満々だ。

おしゃべりをしながら中華街を練り歩き、中華食材店で亀ゼリーや台湾ライチを購入。お土産物屋さんでは、娘が大好きなアニメのご当地グッズを買った。

中華街も変わっていた。二十年ほど前まで、夫とよく来ていた中華料理店を探そうとしたが、場所も名前も分からず諦めた。

ちーこの案内で予約していた店にはたどり着いたが、二度と同じ店には行けないだろう。なんせ、おびただしい数の中華料理店が林立する中華街である。

「じゃ、一年ぶりの再会に、カンパーイ!!!」

私だけ桂花陳酒のソーダ割り、みんなは中国茶で乾杯した。

「みんな元気でなにより」

クラゲと蒸し鶏の冷菜から始まり、点心四種、フカヒレのスープ、メイン三種、チャー

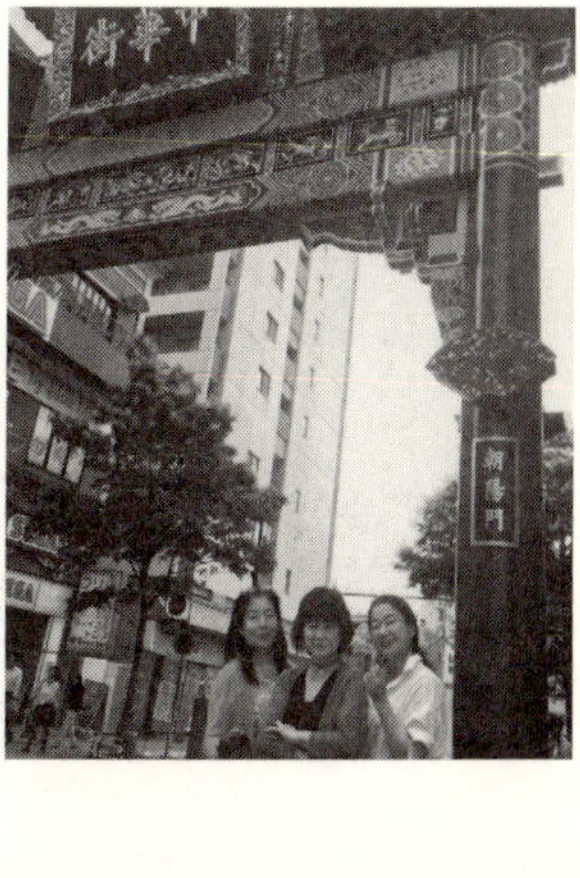

中華街の入り口で記念撮影。「口角あげて〜、あげて〜」と言いながら笑顔を作るお年頃三人組

ハン、杏仁豆腐で2800円というコスパランチをいただく。神奈川県在住のちーこ曰く、横浜は都会だけど東京よりずっと飲食の盛りがデカイという話だ。

「食べきれないわ〜」

「おなかポンポン」

と言いつつ、結構食べた。

「じゃ、腹ごなしに歩くか!!」

ふんどしの紐を締め直して、中華街から山下公園まで歩いた。

この年になると夫婦で話すこともなくなるから、家族旅行で歩くのは苦痛だが、女同士だと限りなくおしゃべりが楽しめるから、どこまでも歩ける。

「なんか浜の香りがしてきた……」

「あ、海！」

十五分ほどで、洋風庭園のある山下公園に着いた。歴史あるホテルニューグランド、薔薇園、マリンタワー、それらを背にして、氷川丸の前でパチリ。そこからシーバスに乗って赤レンガ倉庫に向かった。横浜にデートに来た青春時代の思い出話などしつつ、ちょっとした船の旅。

「これ夜だったら夜景が綺麗だろうね〜」

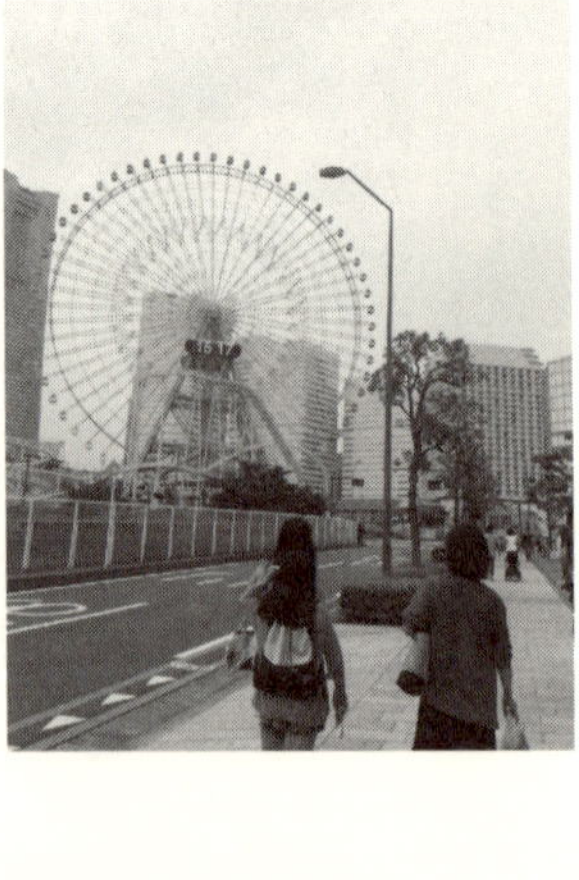

あちこち立ち寄りながら、歩く、歩く。観覧車にも乗っちゃえ〜!!　と歩き続けるご一行様

11

一万歩お出かけウォーキング
女友達と横浜&鎌倉編

シーバスは八時半まであるから、次は夜乗ってみようと言い合った。

「あ、赤レンガ倉庫の隣に、新しい商業施設もできたんだよ」

ちーこ情報で、「赤レンガ」から「マリン&ウォーク」をウィンドーショッピング。「フレッドシーガル」も入っている商業施設で、今時のおっしゃれ～な感じを楽しめた。「SODA BAR」でフレッシュソーダを買って、一休み。私はモヒートをいただく。ずっとちびちび飲む、休日のお父さん状態である。

そこから「みなとみらい」まで徒歩二十分！「カップヌードルミュージアム」なるものもあり、巨大カップヌードルと天井超高のホールも見学した。

「どうせなら、観覧車も乗っちゃう？」

二十年ぶりに「みなとみらい」の観覧車にも乗り、横浜の風景を高みの見物！

スマホのヘルスケアを見ると、すでに一万歩超え。汗だくで、クタクタだった。

「ホテル帰ってゴロゴロしよ～。足が棒だよ」

と言い始めたのは私だった。二人は立ち仕事だからまだまだ平気そう。

ホテルに戻ってシャワーを浴び、部屋着に着替えてレディースルームに集合。セミダブルサイズのベッド二つにゴロゴロしながら、明日の作戦会議をした。ロビーに横浜、鎌倉の観光案内冊子もあったのでもらって来ていた。

「朝ごはん食べたらすぐ出発して、北鎌倉で降りて明月院から回るか」

「もし雨が降ってたら、寺は待たずに入れるところだけでいいよ」

どうせなら十三仏参りをして、御朱印帳を作りたいと言っていたひーちゃんが言う。

「あとで小腹空いたら、この下で一杯やる？」

ホテルの朝ごはん処は、夜は居酒屋になっていた。マッサージツールを使って背中のコリなどほぐしつつ、ベッドでおしゃべり。一泊旅行ならではのお楽しみだった。この日、スマホの歩数計は13530歩に達していた。イイネ！

母も好きだった紫陽花寺へ

翌朝、中華がゆで朝食を済ませ、出発。四十分後には北鎌倉の駅に降り立った。幸い、雨の予報だったが雨は降っていなかった。曇で逆に涼しく、早朝の明月院は清々《すがすが》しく気持ち良かった。朝露に濡れた緑と、紫陽花が咲き誇っていて美しい。

一年前から紫陽花寺に行こう！　ということで今回の旅行を計画したが、実際、紫陽花寺とはどこなのか、私はよく知らなかった。

「ここが元祖って言われてるんだよね」

ちーこが解説する。

「でも、この時期は長谷寺も紫陽花がすごいらしい。土日だと混んでるみたいだけど、今

11

一万歩お出かけウォーキング
女友達と横浜&鎌倉編

日平日だし、天気も悪いから行くだけ行ってみる？　歩くと遠いから鎌倉まで戻って、江ノ電に乗って長谷で降りればすぐだよ」

「わーい、江ノ電乗る乗る～!!」

乗り物大好きな私達母娘は声を揃えて言った。

「江ノ電、プチッとしてて可愛いんだよね～」

明月院を歩き、紫陽花の前で写真撮影。

「ホントに鎌倉は、山なんだねー」

参道には朝からぞろぞろと観光客が歩いているが、すぐそこまで山の緑が迫っている。

「なんか清里みたいでもあるね」

「うん、葉祥明美術館があるところなんざ」

そのあと甘味処で一休み。小粒のみたらし団子や、手作りの甘味が、どこか京都を思わせる風情で、美味しかった。

「鎌倉はいいね～。ホント小京都だわ」

亡き母が京都、鎌倉大好きでよく通っていたが、その良さが分かる年になってしまった。

「子供の頃、オバハンはなんで朝早く起きて旅行ばっか行くのかなと思ってたけど、これだったんだね」

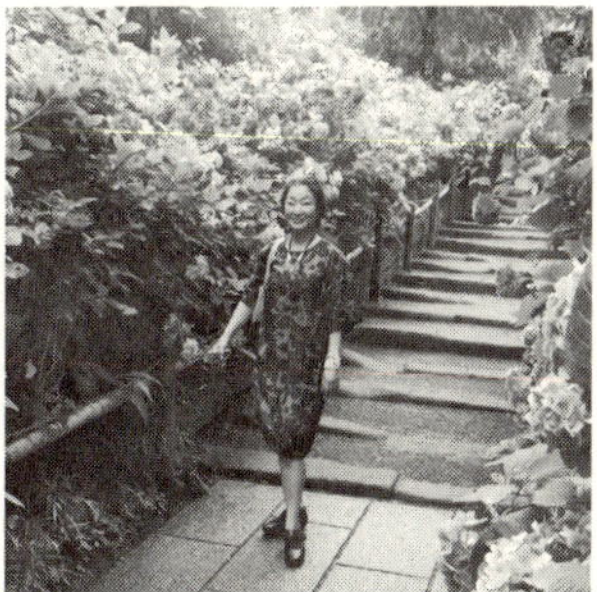

明月院ブルーと言われる紫陽花に囲まれ、記念撮影。気持ちも上がります♡

この充足感は、大人女子ならではのもの。甘味で血糖値を上げ、「古民家ミュージアム」を見学。そこから電車で長谷へ向かった。

「ここのクリームどら焼きが有名なんだよね〜」

ネットで鎌倉情報をゲットした娘が呟く。が、甘いもの食べたばかりだし、お昼もちゃんと食べたいからもうおやつはナシだ。

「せっかくだから朝捕れのシラスとか食べたいよね」

「うん！」

いつもはそんなに食べないのに、旅行中はやたらと食欲が増す。これもアンチエイジング効果か。歩いてるから太らないし。

「おおっ、今日は待ち時間ゼロだよ、ラッキー!!」

長谷寺に着いて、私は叫んだ。午後から雨が降る予定だったから客足が減ったのか。でも、雨は降らず逆に晴れて来ていた。

「まず御朱印、御朱印……」

明月院で御朱印帳を買ったひーちゃんが、御朱印処に帳面を預ける。参拝している間に職員のかたが墨で手描きしてくれるのだ。

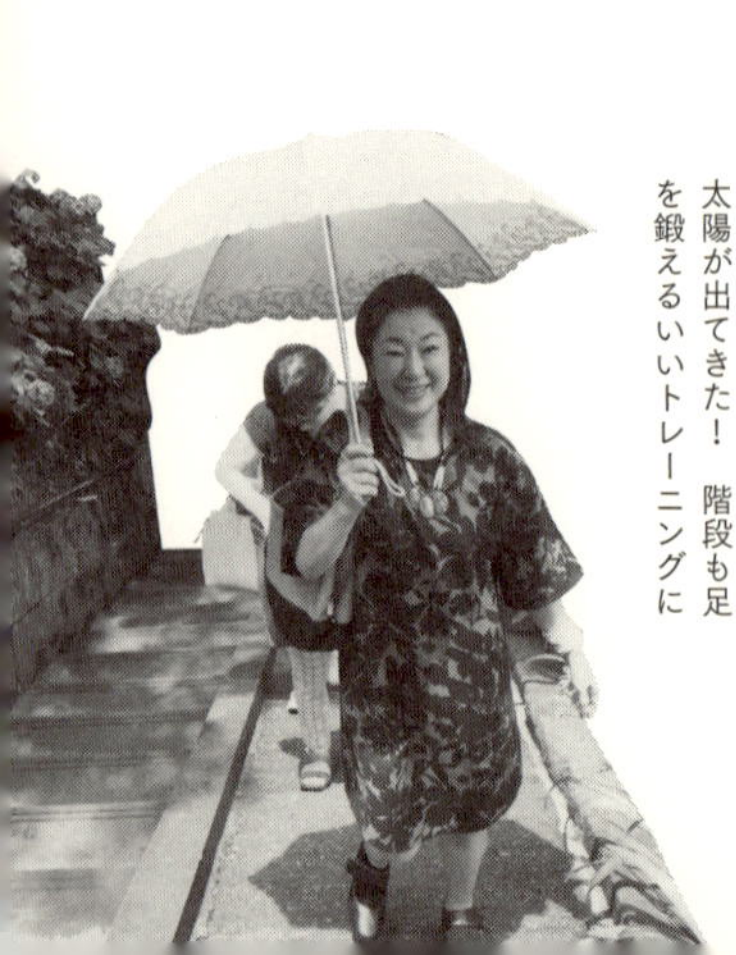

太陽が出てきた！　階段も足を鍛えるいいトレーニングに

11

一万歩お出かけウォーキング
女友達と横浜&鎌倉編

「あ〜、やっぱりスゴイねー」

と、長谷寺のてんこ盛り紫陽花に感激した。階段で頂上まで上がると、海も見渡せ、崖沿いに咲き誇る紫陽花群を段々に下まで見渡せた。ゴージャス♡　さすが我が母が通っていただけのことはある。何をわざわざと思っていたが、来る価値はあった。

　本堂で、黄金の巨大観音様を参拝し、夫に出世&商売繁盛守りを買った。

「この子の将来のために、しっかり稼いでもらわなきゃ困るからね！」

　紫陽花が美しい、それだけでは満足しないオバサンである。

「はい、口角上げて上げて〜」

　記念撮影をして、私たちはシラスランチに向かった。太陽が照り付け始めた。雨天兼用傘を開き、持参したガーゼタオルで顔汗を拭《ぬぐ》った。

「あー、もうビールビール」

　地ビールと言われるともう飲まずにはいられなかった。朝捕れの生シラスをつまみに、鎌倉ビールを堪能した。二人はシラス丼、私はかき揚げ付きシラスランチセットを娘と

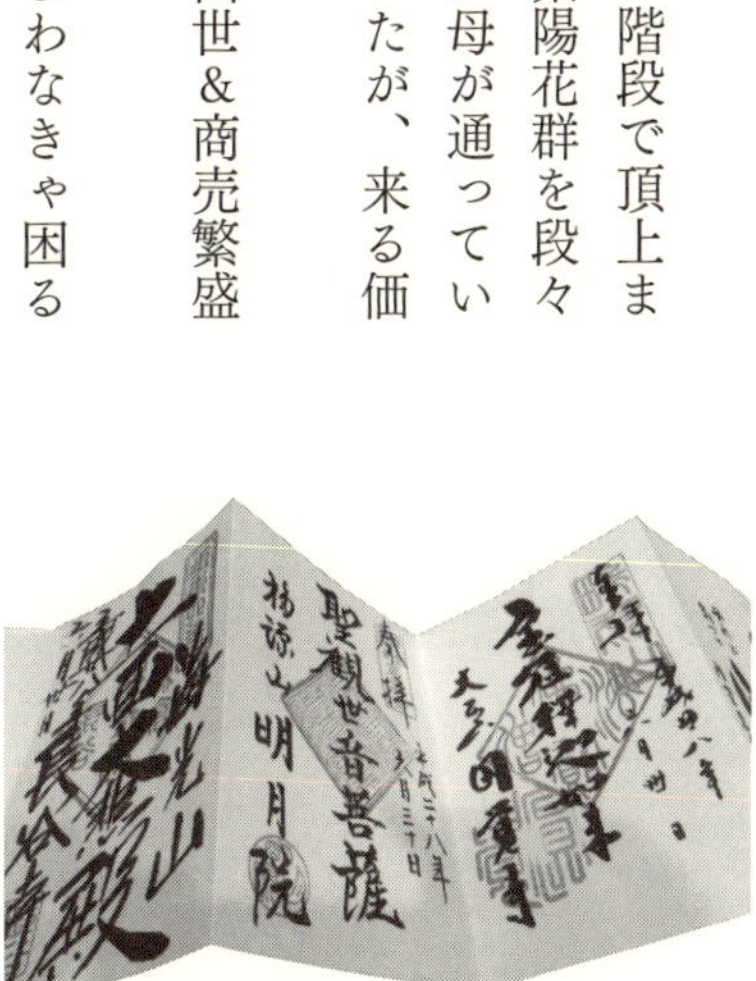

書きたての墨が清々しい御朱印帳。御利益もありそう

シェアした。

「もう、参拝は充分だから、あとは小町通りでお買い物しない？」

「うん、もう一万歩超えてるし」

「任務完了！」

しかしそこから小町通りにお買い物に行くと、それまでの疲れも忘れて練り歩くのだった。金粉入り蒟蒻石鹸や、鎌倉せんべい、娘に御所望のマカロン柄がま口、今治タオルの富士山柄、ソーセージや日影茶屋のれんこん餅も買い、最後は庭園を眺めながらネルドリップアイスコーヒーで〆た。

「あ～、楽しかった。待たずに長谷寺も入れたし、今回は大成功だったね！」

本当に観光は楽しい。そして、知らないうちに歩ける。

「来年はどこ行こうか」

「諏訪大社にお参りしつつ、温泉は？」

「いいね～、座敷でゴロゴロ」

「台湾でお茶もしたいよね」

「うん、屋台で色々美味しいもの食べて」

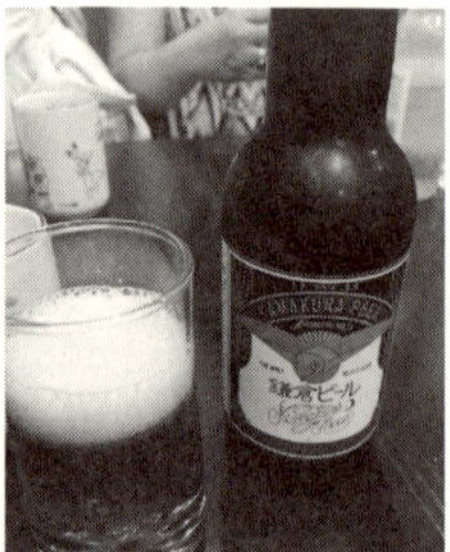

たくさん歩いた後の地ビールは、旨いっ!!

三ババトリオの旅は続く。

この日、最寄り駅自由が丘に帰り、スマホを見ると、15942歩という、自己最高記録を達成していた。高低差のある寺巡りは、さらに筋トレ効果も期待できるだろう。

皆様も、お年頃女子のプチ旅行、いかがだろうか。

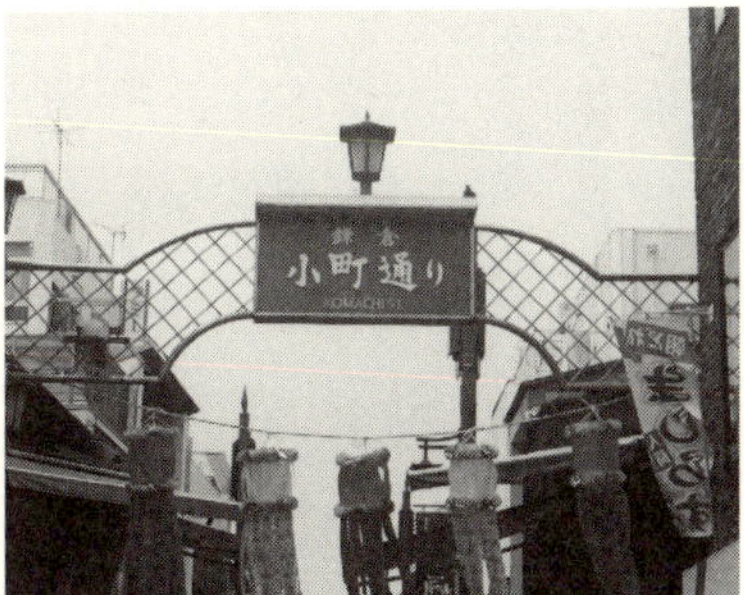

七夕飾りの小町通り。観光気分満喫しながら歩き、自己最高記録達成!

AFTER COLUMN

ウォーキング、その後

ＭＢＴのウォーキングシューズは夏物も冬のブーツもバーゲンで買い、その後も履き続けている。あえてウォーキングはしてないが、バスなど公共の乗り物をできるだけ使い、ちょこちょこ歩くようにはしているのだ。

不思議なのだが、ちょこちょこ歩きを積み重ねているうちに、歩くのが苦ではならなくなった。極寒極暑はイヤだし、もちろん、車があれば乗ってしまうが。我が家に車は一台しかなく、夫が使っているときはない。

加齢とともに足裏も下垂してくるという。一時は歩くとき床に当たる拇指球のところが痛くなっていた足裏も、ＭＢＴ、毎朝の足マッサージ、台所で竹踏みを日々行っていたら、すっかり良くなった。

腰痛も五十三の春以来、出ていない。そもそも腰痛にサヨナラできるというので、ＭＢＴを購入するに至ったのだ。靴の中が竹踏みみたいな構造になっていて、歩くだけでコアな筋肉が鍛えられ、腰痛予防になるのだと。ホントにその効果は出たようだ。

歩くのが楽しくなってくると、以前はスニーカーなんて興味もなかったが、長年寝かせておいたムートンブーツの踵が壊れたのをきっかけに、冬のバーゲンでニューバランスのスニーカーをゲット！　クリーム色でスニーカーっぽくないからオシャレ。

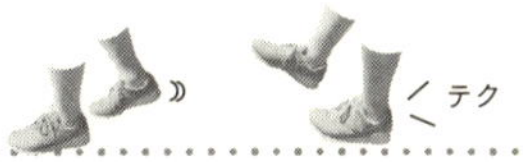

しかも、スニーカーだけに歩きやすいし、走れるのだ。

そう、その日、私はこの本の表紙イラストを描いてもらうため、漫画家・いしかわじゅんさんに会いに吉祥寺に行った。駅近くでブーツが壊れた私は、アトレに戻ってスニーカーを買い、履き替えたのだ。

壊れたムートンブーツはお店の人に捨ててもらい、新しいスニーカーの靴紐をきゅっと締めて、私は走った。打ち合わせに遅れないように。

しかし道に迷っていたので、結局は十分遅れてしまった。その日のヘルスチェックを見ると、9174歩になっていた。

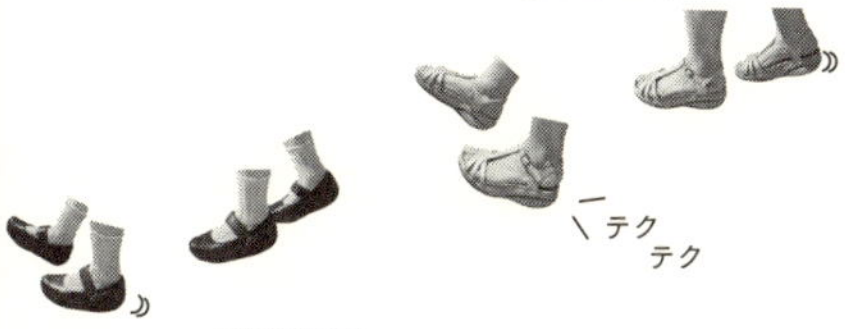

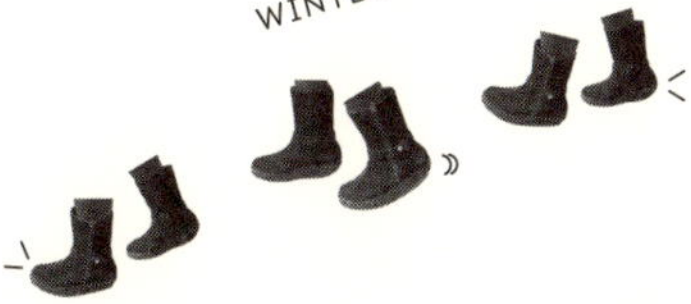

12

歯と唇、口元のケアで若返り!!

どんなに若々しく装っても、アンチエイジングを頑張っても、お口の中に不安を抱えていたら……。

恐ろしいことに四十代以降、「歯槽膿漏」は日本人の八割がかかる国民的疾患。しかも、女性の歯茎の状態はホルモンバランスの影響が大で、なんと男性よりも罹患率が高いとか！！！　ぎええ〜！

私の場合、子供の頃からかかってる渋谷区幡ヶ谷の「山田歯科医院」が予防歯科に力を入れているので、半年に一度、定期検診とエアフローによるクリーニング、歯磨きチェックを受けている。一年に一度はエックス線検査と歯の撮影があり、毎回歯茎の状態も診てくれるので、年二度のお墨付きがあり、安心だ。

過去十年間、院長に治療を受けたのは、硬い飴を噛んで奥歯が欠けた（涙）時だけで、半年に一度会うのは同世代の歯科衛生士。お互いの加齢・更年期症状を報告しつつ、同病相憐れむ状態でかけがえのない関係になっている。

しかし半年に一度のデンタルチェックで、五十代にしてほぼ完璧なお口の状態を管理できているとしたら、これぞコーネンキなんてこわくない！ ではないか。

とはいっても幡ヶ谷の、駅からも遠いところにある歯科医院。予約もなかなかとれないし、そうとう根性入ってないと通えないだろう。

私はもう、

「歯の健康について特別な意識や治療を必要とせず、生涯、美しく健康な口腔が維持できる！」

という「山田歯科医院」の理念が骨の髄まで染み込んでいるので、半年に一度は通える。しかし夫など四十代ですでに、「遠いから面倒」という理由でやめてしまった。通っていた頃に覚えた、一日一回は十分以上かけて歯を丁寧に磨く、というのだけはやっているようだが。

編集者Kは、会社近くの歯科医院で定期検査とクリーニングを三カ月に一回受けているから、お口の中の状態は大変良いという。

では広く一般に、皆様お口の管理、どうしているのだろうか？

「いや〜、相当意識高い方でないと、痛みとか、気になる症状が出てきてから歯医者さんに駆け込む、というのが普通なのでは？」

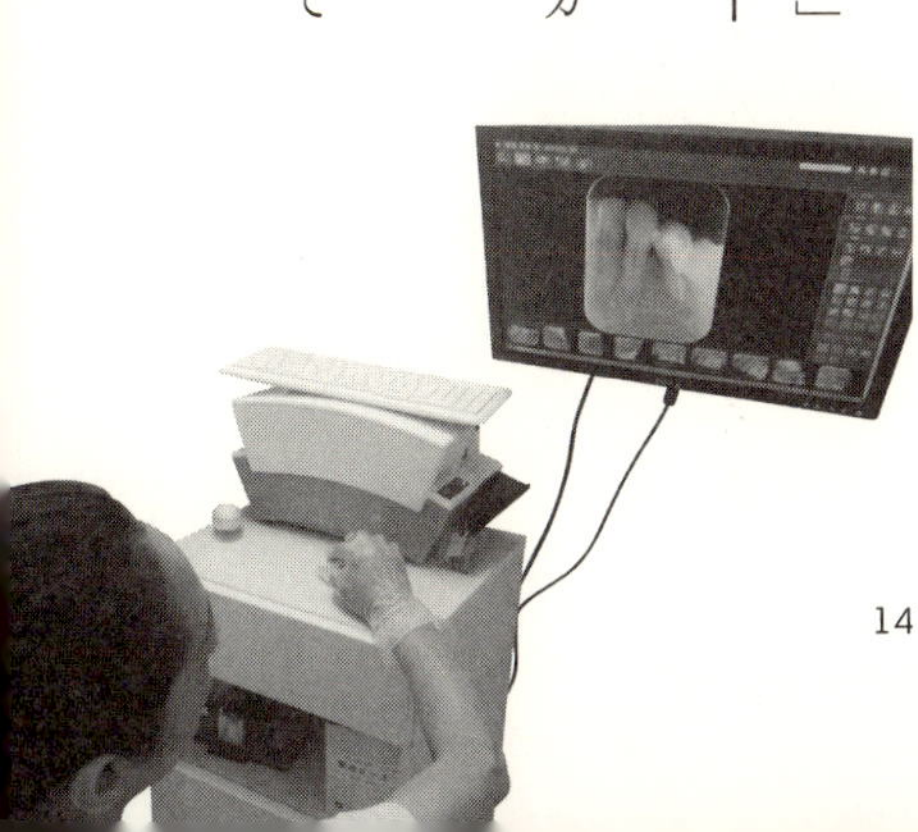

山田歯科医院ではすっかり仲良しの美人歯科衛生士さんが歯をチェック&クリーニング

と編集者K。

「まず歯医者さんに行くというのがメンドクサイし、歯列矯正やホワイトニングなんかの美容目的とかなかったら、なかなか出向かないよね」

「歯列矯正とホワイトニングかぁ」

歯列矯正は「山田歯科医院」で子供時代に完了。ホワイトニングも八年前に一度やってもらったことあるがあまり白くならず。芸能人みたいに白くし過ぎるのは一般人としては不自然だし、歯が黄ばんで来るのは歯自体の加齢によるものなので仕方がない、という院長の意見を聞き、やめた。

「それ以外の美容目的って歯医者にあるかな」

「あるある。恵比寿に歯科医院で行う唇エステっての、あるよ！」

「く、唇エステ……」

唇だけを集中ケアするエステ。しかも女性歯科医師が施術してくれるという。

「ほら、年取ってくると唇のラインがだんだんぼやけてくるし、人によってはタテジワとか気になるもんね」

「ああっ、私も四十代からリップライナーは必須」

輪郭がぼやけて、唇の色も薄くなってくるので、輪郭をしっかり描いて、塗りつぶし、その上にグロスを塗らないとならない。唇のふっくら感も年々なくなっているので、グロスでふっくらさせるのだ。

唇にヒアルロン酸注射をするセレブや美魔女を真似するつもりもないし、グロスでふっくらにも限界がある。取れたら終わりだし。

「美容外科的処置をするほどではなくても、ちょっと唇を若返らせるだけで、気分も上がるのでは? 駅近だから行きやすいし」

まずは最新唇ケア〝リップるん〟してみた♡

というわけで、恵比寿駅東口から徒歩二分、サンマルクの上にある「ホワイトホワイト」に、私と編集者Kは赴いた。

名前からして、歯科医院という感じではない。しかもここの院長、石井さとこ先生はメディアにもよく登場する有名人だという。ミス・ユニバース日本代表や、多くの芸能人のお口のお世話をしているというのだ。

「あ〜、横森理香さん、お待ちしておりました♡」

現れたさとこ先生は明るくて綺麗でフレンドリー。旧知の漫画家・桜沢エリカちゃんもお世話になっているらしく、その話でまず盛り上がった。ロビーにはエリカちゃんのサイン本のみならず、アイドルやモデル、芸能人のサインポスターも貼られている。

唇エステはその名も〝リップるん〟。さとこ先生の歯科医には見えない美貌とお人柄が伺えるネーミングだ。こういうメジャー感覚が、軽々と年齢を重ねて行くには重要なのだと、最近とみに思う。

「ジェット噴射で汚れを落とすエアフローで、歯の表面のクリーニングをしてからの〝リップるん〟。施術は二十分ぐらいなんですが、カウンセリングを含めて四十分ぐらいのお時間をみていただければいいと思います」

「おお、時間短いのもいいね」

「いいね」

編集者Kと私はうなずいた。

というのも、年々こらえ性がなくなって、二時間以上の行事や施術はもう無理、と言い合っていたのだ。体勢もキツイし、早く帰りたくなっちゃうと。

エアフローも含めて7800円（税別）という値段もお手頃。というのも、エアフローは保険がきかないので、それだけでも同じぐらいの料金がかかってしまうからだ。

「一カ月に一度ぐらいのペースで来ていただけると、唇のふっくら感が持続するんです」

「ホワイトホワイト」は、さとこ先生の旦那様がやっているルミネ新宿店とルミネ有楽町店もあり、気軽に通える便利さも売りだ。診療時間も10：30〜19：00で休診日ナシ。まさにエステなみの便利さではないか。

12
歯と唇、口元のケアで若返り!!

「横森さんはこの年齢にしてはとてもいい状態で口角も上がっていますが、この下唇の下のライン、これは黒ずみなんです」

手鏡を見せられた。

「おおっ、これ、私も気になっていました。紫色っぽく変色していますよね」

「これは微弱電流を流してクレンジングすることで、唇のシワの中の老廃物を落とせば、なくなるんです」

「年々唇の色が悪くなってきて、口紅や色付きのグロスを塗らないと、出掛けられなくなっちゃったんですよ」

「〝リップるん〟で改善しますよ。私もほら、ラインは描いていますが、リップクリームだけです」

「ええっ、キレイ……」

さとこ先生、御年なんと五十五。その唇はピンクでふっくらしている。

「施術後はラインもくっきりしてくるはずです」

唇を中心に多岐にわたるお年頃トークが終わらなそうになったところで、〝リップるん〟の施術が始まった。

普通に、歯医者さんの施術台に座り、まずお口をぶくぶく。

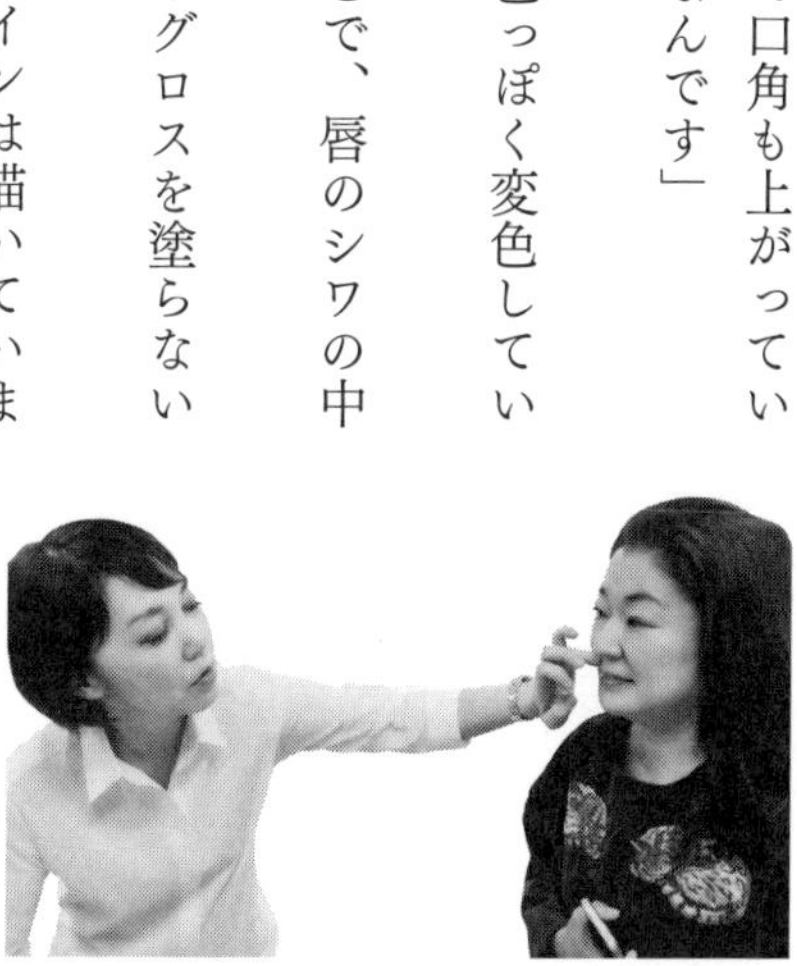

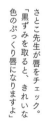

さとこ先生が唇をチェック。「黒ずみを取ると、きれいな色のぷっくり唇になりますよ」

「ちょっと水が飛ぶのでタオルかけますね〜」

顔にタオルをかけられ、エアフローによるクリーニングが始まった。エアフローは従来の歯医者さんのクリーニングより刺激がなく、優しく汚れを取ってもらえる。

「エアフローで歯の油膜を取ってあげるだけで、ホワイトニング効果もあるんです。つるつる、ピカピカになりますよ。まずお口をクリーニングすることで、唇に施す美容成分の浸透もよくなるんです。夜中に目覚めた時も、唇がしっとりしてて、驚きますよ〜」

おおっ。確かに、寝る前こってりリップクリーム塗って寝ても、夜中に目覚めた時はすでにカピカピが常だ。


「はい、じゃ、まずクレンジングから行きますね」

ビタミンC、B配合のクレンジングジェルを塗ってから、唇用の小さい機器を当てて、クレンジングモードの微弱電流でシワの間にある汚れを浮き立たせる。小さい玉がたくさんついている風の触感で、こちょばゆい。

「この器械がねぇ、小さいけど意外とお高くて、三十万円もしたんです」

「んまぁお高い！」

私はしゃべれないので、編集者Kが相槌《あいづち》を打つ。クレンジングを終わると、医療用の精製水を含ませたコットンで拭き取る。

「精製水で拭き取るのがポイントなんです。クレンジング効果が全然違うんですよ」

さとこ先生は、この施術をするにあたって、エステティシャンの資格も取ったとか。

「ここから美容ジェルを塗って、美容成分をイオン導入します。ジェルにはサラブレッドのプラセンタエキスが入っていて、水分調整作用のあるヒアルロン酸も含まれているんです」

「んまぁサラブレッド♡」

スマホで工程を写真撮影しつつ、編集者Kが感心する。

ものの数分でイオン導入が終わると、カカオクリームを使ったリップパック五分。

「このカカオクリームは私が小さい頃から実家の歯科医院にあったもので、口の中に塗っても大丈夫な、食品レベルのものなんです」

さとこ先生いわく、唇は表に出ている粘膜なので、中に入れても害のないものしか使わないべきだし、刺激はできるだけ避けたい部分。

「唇は剥《む》かない、舐めない、こすらないが大原則なのね。食事中にお口を拭くときも、乾いたティッシュでゴシゴシはNG。ノンアルコールのウェットティッシュか、濡らしたタオルハンカチで優しく押さえるのがいいんです」

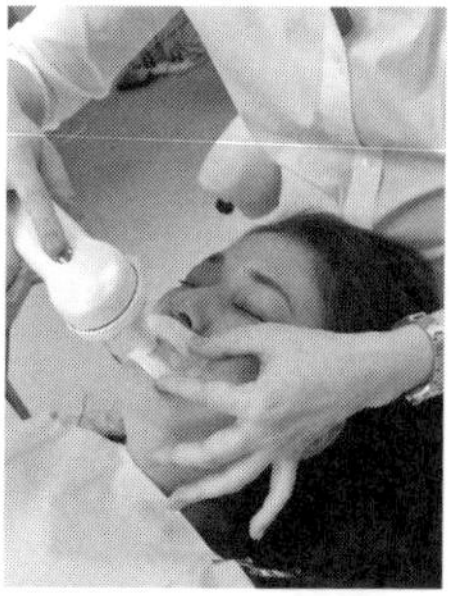

唇用の機器をあて、微弱電流で唇のシワの間にある汚れを浮き立たせる

美味しそうな匂いのカカオクリームをたっぷり塗って、ラップパック。その間にお顔と口元のコリをほぐす、美唾液のツボを押してくれる。

「はい、仕上がりました！」

ツボ押しでついうとうとしてしまった私、起き上がって渡された手鏡を見てみると、

「すごい。上唇が盛り上がってる……」

年々貧相になる上唇が、盛り上がっているではないか！

「色も透明感が出て、ラインもくっきりしていますよね」

「確かに！　これならリップクリームだけで出かけられますね」

ニッコリ笑っても、エアフローのおかげで歯もピカピカ。笑顔に自信が持てる状態になった。

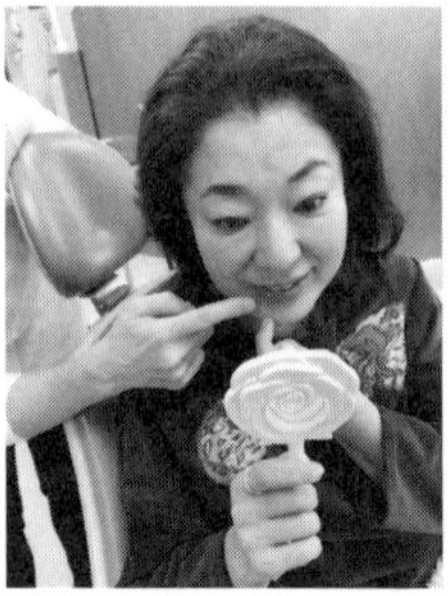

唇のラインもきれいに出ました♪　手鏡も薔薇♡　小物使いもなごみます

歯のホワイトニングにも挑戦！

後日、編集者Kも〝リップるん〟とホワイトニングを受けに「ホワイトホワイト」に赴

12

歯と唇、口元のケアで若返り!!

いた。LINEで自撮り写真を送ってくれたが、歯も唇も怖いくらいピカピカだ。

「歯もかなり白くなり、気分上がったわ〜♡」

「……」

アンチエイジング仲間の編集者Kの歯が眩いほど白くなってしまったことで、私もホワイトニングしてみたくなってしまった。さとこ先生曰く、私がやった頃より格段にホワイトニングは進化しているし、体に害はないと。

先生の著者、『口元から美人になる52の法則』を読み、しばらくサボっていた朝一番の歯磨きもすることにした。

唾液は殺菌消臭効果の高い天然美容液だが、夜寝ている間に分泌が少なくなるから、朝一番のお口には、なんとウンチ10g分の雑菌が潜んでいるとか!

「げろげろ〜。夜寝る前にしっかり磨いているから平気、なんて思っていたのは、間違いだったのね〜」

さとこ先生監修の歯磨きジェル「TEETH DROPS」で、お出かけ前も歯磨きをする。ポリリン酸で歯がツルツルになり、笑顔に輝きが増すような気がした。

しかし歯に対する意識が高まると、テレビを見ても出ている人の歯が妙に気になり、自分の歯も気になった。やっぱりなんか、黄ばんでいる気がする……。

三週間後、私は再び「ホワイトホワイト」に赴いた。

「じゃまず横森さんの色のレベルをチェックしますね」

体温計みたいなもので歯の色を計測すると、

「おおっゴージャス♡」

なんと最高値から二番目のレベルだった！

「歯の色はね、乳歯の頃に抗生物質などのお薬をたくさん摂ってた方は、どうしても黄色くなりがちなの」

「はい、病弱だったので薬漬けだったと……」

「それからね、横森さんの歯は横線が入ってるでしょう？」

「はい」

「これも乳歯の頃のお薬が原因なんです。このシマがまた、着色の原因になるんです。でも、ホワイトニングを続けると、実は薬剤がエナメル質から象牙質に浸透して、象牙質までも白くするという最近の研究結果が出てるんです」

歯科も日進月歩。前回ホワイトニングをした八年前など一昨日のことのように感じるが、世の中的には昔のことなのだ。

「じゃ、年取っても、ホワイトニングすれば白くなるんですね」

「はい、でも三十代の方が三回で白くなるとしたら、四十代、五十代では四回以上かかっ

12

歯と唇、口元のケアで若返り!!


たりしますけどね。戻りが早いんですよ」

「体には悪くないんですか?」

「逆にお口の中の殺菌効果もあり、いいぐらいです」

「先生も歯、真っ白だけどやってるんですよね?」

「うん、自分ではなかなかやりづらいので、一年に一回ぐらいね。あとは家でホームホワイトニング」

ホームホワイトニングで白さを維持できるというのだ。

「それって、私がかつてやったアレですよね? マウスピースにホワイトニングジェルを塗って嵌《は》め、一晩寝て二週間かかったアレ」

「今は20%のジェルなら三十分ですよ。それ以上やっても効果は変わらないから。マウスピース持ってるなら、今日ジェル持って帰りますか?」

「お願いします(^^)♪」

「じゃ、始めますね」

まず、唇にカカオクリームを塗って、エアフローでお口のクリーニング。そこから歯茎を守るコーティングをし、ホワイトニングジェルを塗る。

「この状態で二十分です。しみるとか、痛いとかあったら言ってくださいね」

しかし、痛くも痒くもなく、うとうとしているうちに二十分はすぐ過ぎた。

歯茎のコーティングを剥がして、お口をクリーニングすると、

「あ、結構白くなりましたね！」

計測すると、四段階白くなっていて、驚いた。

「すごい、こんな簡単に白くなっちゃうんだぁ」

「今日は赤ワイン、やめておきましょうね」

術後は着色しやすいので、コーヒー、紅茶、赤ワイン、カレーなどは避けたほうがいいという。

「明日からホームホワイトニングして、白さを維持してくださいね」

「ありがとうございます(^^)/」

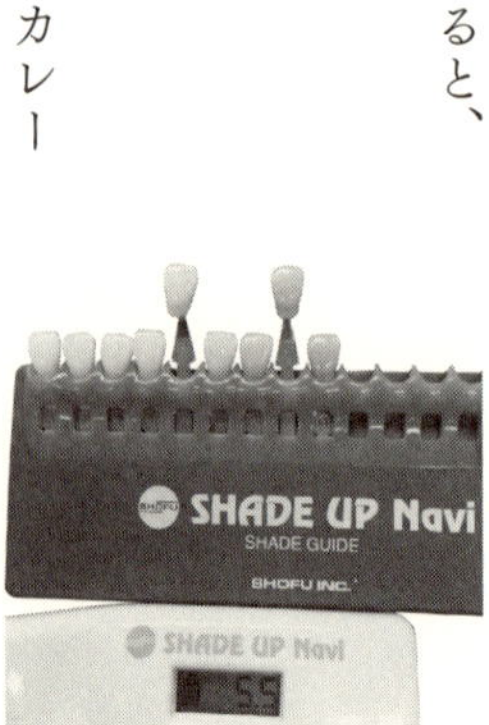

歯の白さ測定。７・５から５・５に。四段階も白くなった！

その夜私はいつもの赤ワインを日本酒に変え、翌朝、八年ぶりにマウスピースを取りだしてホームホワイトニングをしてみた。作ったとき、３５０００円もしたから、二度と使わないのはもったいないなぁと思っていたマウスピース。取っとくもんである。

「ホワイトホワイト」ではこのマウスピースとホームホワイトニングもセットで一回３００００円前後。持ってる人はそこから１５０００円が引かれる。施術回数が多くなればなるほどお得な価格になる料金システムだ。〝リップるん〟と合わせてホワイトニング

すると、〝リップるん〟も半額になるという。

ホームホワイトニングの三十分は家事や仕事をしている間にすぐ過ぎてしまうから、キッチンタイマーをかけてすることにした。チンとなってマウスピースを外し、消毒液臭いジェルを歯磨きして取り、マウスピースも洗う。

キッチンペーパーでマウスピースの水気を拭いて、しばらく乾かす。元のケースにセットして、と、ひと手間だが、歯の白さがキープできると思うとへでもなかった。

毎日やったほうがいいらしいが、なかなか毎日はキツイので、三日に一度ぐらいチャレンジした。しばらくはなるべくコーヒー、紅茶、赤ワインは飲まないようにしたり、お茶もカモミールティにしてみたりと、工夫。

しかし長年の生活習慣というのはまたすぐ戻るもので、すぐまた慣れ親しんだ色の濃い飲み物を楽しむようになってしまった。するると、結局また、歯は黄ばんで来る。色の濃い飲み物、食べ物を口にした後は、すぐ水で口を漱《すす》いだり、赤ワインはソーダ割り、お湯割りにして飲んだりと工夫はしているのだが。

さとこ先生いわくコーヒーよりお茶のほうが着色するらしいが、そんなとき、超高級な黒ウーロン茶を台湾の方から頂いたりする。人生、皮肉なものである。本当に立派な入れ物に入ってい

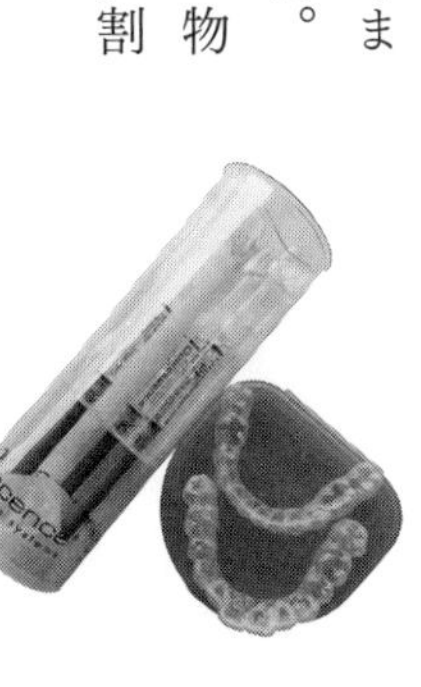

マウスピースとホワイトニングジェルのホームホワイトニングセット。おうちでも家事しながら1回30分すると白さUP!

て、飲んでみたくなるのは人情だ。私の歯は、日に日に元のゴージャスな色に戻っていった。

ああ、だから、本当に気を付けている人は水か白湯しか飲まないんだ……。と思っても、それじゃ味気ないしね、と思う自分がいる。


二週間後、私はまた、「ホワイトホワイト」に赴いた。今回は撮影のため、編集者Kも一緒である。また黄ばんでしまったと、さとこ先生に愚痴ると、

「それほどでもないよ〜。まだまだ白いよ〜」

と二人で慰めてくれる。

「最初は気をつけてても、またどんだん赤ワイン、コーヒー、カレー、とフツーに食べちゃうんです……」

「みんなそうなのよ。だから、なにかイベントの前に集中して4日とかホームホワイトニングやるの。だらだらやるより効果的なのよ」

「そっか、じゃ、同級会の前に来て、集中してホームホワイトニングとか」

「そう。女優さんやモデルさんなら撮影の前とかね。はい、じゃあエアフローから始めましょうか」

歯槽膿漏も治るクリーニング効果のエアフロー後、今回は、最近さとこ先生が編み出し

た、ホワイトニングジェル盛り込みワザを披露してくれた。

「ジェルはケチケチしちゃダメなの。このぐらい盛り込まないと」

「ほー」

私には見えないが、相当盛り込んでいるようだ。なんだかこれって、3Dネイルみたいだなと思った。盛り込み〜。ネイルもそうだが、年取ると、輝きを失う爪もジェルで輝かせ、歯も、ジェルで輝きを取り戻さねばならない。

「ほら、乳白色の、みんなが憧れるパールの輝きになりましたよ!」

二十分後、私の歯は輝きを取り戻した。その後ミネラルパック。

「今、歯がまっさらの状態なので、ここにミネラルパックをするとすーっと染み込むんです。これで歯の強度も強くなるんです」

キレイになるだけじゃなく、強い健康な歯もつくっていく。

「横森さんは、あと一回来てくださいね。だいたい三回で色が決まるんです。あとはホームホワイトニングでその白さをキープするだけ」

「はいっ」

手間も時間もお金もかかることだが、いくらオシャレや美容

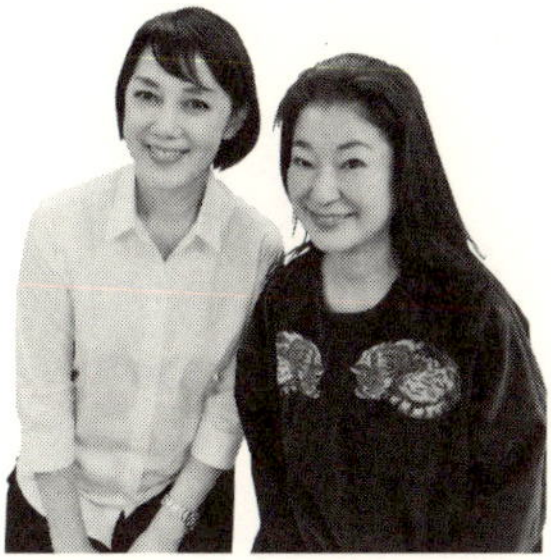
さとこ先生は白いシャツが似合う素敵な女性。会うと元気になれる

にお金をかけても、歯が黄色かったら元も子もないから、ジュエリーを買うつもりでホワイトニングにお金かけてもいいかもと思った。

お洒落の一環として、唇と歯の美容状態を良くするついでに、歯医者さんに気安く通うようになれば、歯や歯茎への意識も高まるだろう。

私のかかり付け歯科医の山田晃久先生も、

「もっとも更年期対策に効くのが、実は歯科医療なんです」

とおっしゃっている。二〇一五年五月に厚生労働省が発表した大規模調査の結果、歯の問題を抱えている更年期世代ほど、将来要介護、寝たきりになりやすいという報告がなされた。

「いわゆる更年期世代は、人生における大きなイベントを一通り経験した年代。とりあえず何でも知っているし経験しているので、あまり物事に頓着しない、関心がなくなるようです。何かと面倒で、健康、特に歯のことについては気をつかわなくなるのです」

歯ぐきから血が出ていても、多少歯がしみても、硬いものが噛めなくても、「年のせい」と言い訳をして歯医者さんに行かないと、一気に歯は悪くなっていく。

「会食時に出された食事をみんなと同じように食べられなかったり、食べるたびものが歯に詰まったりすると、人に会い食事を共にするのが嫌になっていくでしょう。すると、だんだん出不精になり、人に会わなくなっていくんですよ」

結果、行動範囲は狭まり、運動能力が低下していく。さらに歯が悪くなっていくことでうまく噛めなかったり、歯が取れていたりすると口の機能が低下し、食べこぼしやむせが起きやすくなる。上手く食べられないことで栄養不足になり、体力が衰え、疲労感が増す……と、負のスパイラルに嵌まっていくのだ。

「なのでアンチエイジングはエステに行くより、まずかかり付けの歯医者を持つことです。歯のことだけでなく、精神的、肉体的健康についてなんでも相談できる場としての歯科医院を持てば、これから先の美しさや健康は、お肌以上に際立って、大きな差になるはずです」

と、山田先生は声を大にして言う。

とはいっても、近場にそういういい歯医者さんを探すのは至難のワザだと思う。亡き母など、六十で再婚して秋田に住みながら、半年に一度、死ぬまで新宿に通っていた。

「山田歯科医院」のネットワークで全国に信頼できる歯医者さんを紹介してもらうこともできるし、とりあえず「ホワイトホワイト」に〝リップるん〟でもしに行ってみるか、さとこ先生の本で正しい歯磨きの仕方など学び、実行してみてもいいかもしれない。

女性ホルモンが激減するこの時期、口臭・歯周病予防は、日々のお口のケアから！　これからを美しく生きるには、あきらめずにコツコツですよ♡

13

落語がコーネンキに効く!?

牛に引かれて善光寺参り……。編集者Kに誘われて色んなところに行く私。今度は落語に連れて行かれた。更年期対策には「笑い」が重要なのではと。

「いやー、落語はいいよ。とりあえず会場まで出向くのがお出かけになるし、チケットは手頃な値段だし、服装も頑張らなくていい。お客さんも平均年齢高いから、寝てもおとがめなしだしねー」

落語……。三十代前半の頃、雑誌の取材で方々回ったことがあるが、当時はまだあまりその良さが分からなかった。もちろん『笑点』は日曜のお約束で見てはいるが。

「私は喬太郎さん押しなんだよね」

編集者Kはよく落語に行っているらしく、「押し」なんて用語まで使う。

最初に連れて行かれたのは、連載が佳境を迎えた真夏の日本橋。押しの柳家喬太郎さんと、〝昭和の爆笑王〟昔昔亭桃太郎師匠、そして〝若手大抜擢〟の講談師・神田松之丞。

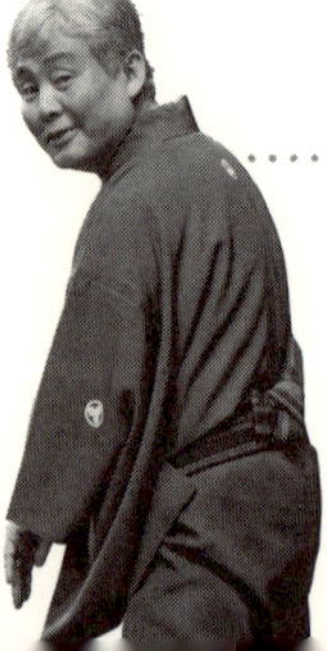

柳家喬太郎師匠。役になりきり、声も表情もくるくると変えていく

13

落語がコーネンキに効く!?

編集者Kは前座の段階からすーすーと心地の良い寝息を立てて居眠りをこいていたが、私は二十数年ぶり、もはや初めてぐらいの新鮮さで、生の落語に覚醒していた。

わざわざ現場に出向くこともないぐらい、今やネットで多くの映像が見られるが、ライブの現場というのは、やはり興奮するものだ。

その時、その瞬間しか聞けない話があり、噺家と観客のエネルギーを感じられる。放送禁止用語ばかりでメディアでは言えないことが多い今だからこそ、現場に出向いて〝本当にオモシロイ〟とはこういうことだ、というものを味わえる。

桃太郎師匠の噺に続き、迫力のある松之丞の講談、そして喬太郎師匠が登場した。

「同じぐらいの年だから、ウルトラマンが大好きでよくその話をするのよ♡」

「そうなんだ〜」

六三年生まれだからまさに同い年だが、頭は白髪で真っ白。高座で見ると、着物のせいもあり、ずいぶん老けて見える。

でも、髪を染めたりメイクしていなかったら、私だってあんな感じかも。白髪の出始めた三十代後半からもうずっと染めているから、自分の見かけを若々しく保ってはいるが、男の人だったら五十三歳、これがきっと普通だろう。

「喬太郎さんは元書店員さんなんだよ。書き下ろしも多くて、女芸がうまいの」

この晩は古典「夢の酒」だった。昔の商家で、若旦那が夢の中で向島の芸者といい感じになるのを、嫁が嫉妬して泣きわめくという物語。後半は舅が仲介に出てきて、自分も夢の中に入り、ミイラ取りがミイラになるという。

この三役を一人でやってのけるわけだが、やはりお得意の嫁役がかなり面白く、ああこの方は、お姉ちゃん処に飲みに行ったりして、女性の表情やしゃべり方をよく研究してるんだろうなぁと思わせた。

噺家がすごいなと思うのは、舞台演出は何もなく、噺だけでその世界を見せてくれるところだ。私はすっかり、その昔の商家にトリップしていた。いや、実際には見たことはない世界だから、時代劇の舞台を見せられているという感じか。

仲入後、喬太郎さんと桃太郎師匠の、本音爆発トークショーがだらだらとあり、喬太郎さんに諭されて会は終わった。

終演後、演目をスマホで撮影をしたりしてから、日本橋公会堂の外に出た。すると、

「あ、喬太郎さん！」

編集者Kが目ざとく、楽屋口から出て来る喬太郎さんを見つけた。

「お疲れ様です～。お写真、一緒に撮らせていただけませんか？」

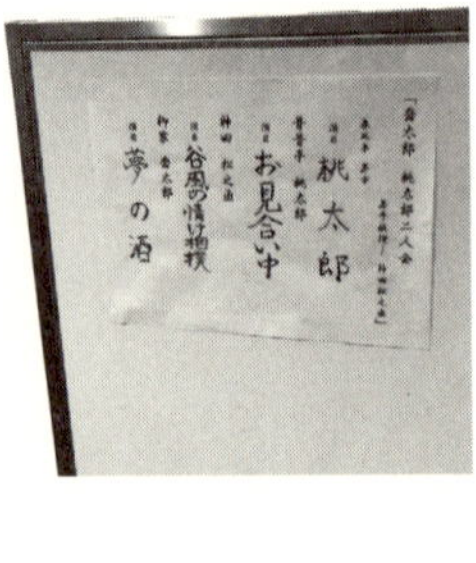

演目が貼り出されると客がどっと撮影しに集まる

言うが早いかドンと喬太郎さんのほうへ突き飛ばされた。

「い、いいですよ」

「お願いします」

ニッコリ喬太郎さんとツーショットを撮り、

「面白かったです」

「ほぼネタおろしですよ」

と立ち話もちょっとした。ファンである編集者Kは舞い上がっている。喬太郎さんは私から見ると、地味な演芸評論家という感じだった。

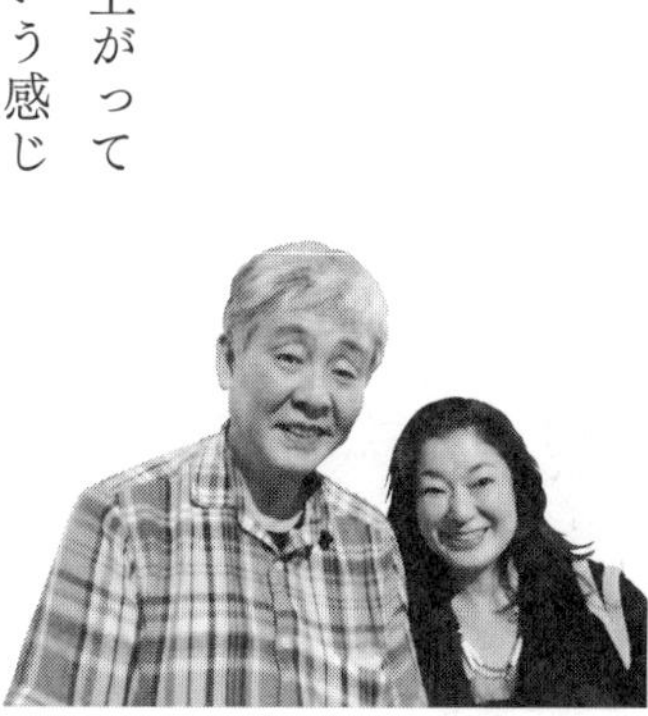

ややたじろぐ喬太郎さんとツーショット撮影♡

それから半年。今度は「新春落語バトル」があるから府中に行こう！　と誘われた。ふ、府中。大学が八王子だったから、京王線沿線に馴染みがないわけではない。が、遠い。

「ちょっと遠いけど、志らく、喬太郎、一之輔。豪華メンバーよ」

井の頭線の渋谷改札で待ち合わせ、いざ電車に乗ると、しゃべっているうちに会場に近い東府中まで着いてしまった。しゃべり過ぎて、乗り過ごしたかと思って手前の駅で降り、寒いホームで次の電車を待つ、というミスもあったが。

同世代の女同士のお出かけは、「おしゃべり」という武器があるから、どんな遠いところにも楽しく行け、歩数も稼げる。気分転換できるだけでなく運動にもなるから、更年期対策にうってつけだ。

「しかしこんなことでもなければ東府中とか来ないよね〜」

「うん、都心より二、三度低い気がする……」

駅を降り、「府中の森芸術劇場」まで歩きながら、プチ観光気分を満喫した。

「スンガリー飯店。名前、微妙だけど、中華料理店だよ」

「見本、ほこり被ってる。閉まってるけど、閉店しちゃったのかな?」

店もまばらなメインストリートを歩きつつ、つぶやきあった。

会場に入り、落語が始まると、一之輔さんの「枕(導入部分)」で同じ店が取り上げられていて、ウケた。噺家もおんなじように観光して、「スンガリー飯店」が閉まっていたのでランチを結局チェーン店の居酒屋で食べたという話。性風俗店に注目しているところは男の人らしいが、それも帰りにチェックして笑った。

編集者Kは、前座が始まるやいなや、すーすーと気持ちの良い寝息を立てて居眠りをこいていたが、私はまた、珍しい落語の世界に吸い込まれていた。あまり経験もないし、落語について勉強もしていないので、古典落語の話を追いかけるのに必死。「落ち」がどこに来るのがハラハラして、耳と目が離せない。

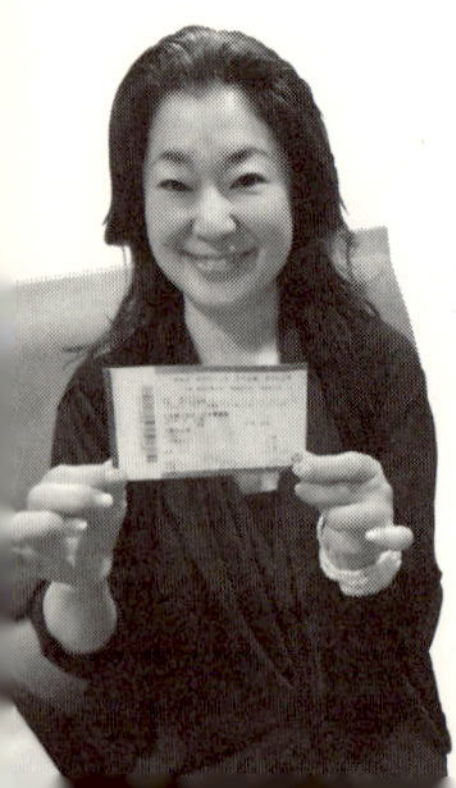

落語会のチケットは人気でなかなか取れないことも。来れば笑えて天国♪

13

落語がコーネンキに効く!?

ものすごい集中力で噺家の噺を聞いているわけで、日常からの離れぶりハンパない。今回はどれも古典落語で、夫婦や家族の悲喜こもごも、仕事（どんな仕事でも「働く」ということについて）、時期もあり年末年始ネタもあり、笑いだけでない切なさも味わえた。

編集者Kは本能の勘か、喬太郎さんの噺が始まるとパッと目を覚ました。私も編集者Kのおかげで喬太郎さんの顔を覚え、「手帳の高橋」の宣伝に出ているのも分かった。

喬太郎さん、今回は古典の「転宅」というお話。ガッツリと本格落語で、夏の顔とは違う骨太の芸を見せていただいた。

「喬太郎さんって、なんでもできるのね〜」

「でしょでしょ？」

なんせ演技がうまいのである。女芸だけでなく、愛人宅に入った泥棒が、食い残しのお料理と酒を味わっているところなんぞ、あとで何度も思い出し笑いした。

噺の「落ち」でスッキリした後、志らくさんの「芝浜」で笑い泣き、終演後、まだ七時半だったので、とりあえず都心に帰ってから夕飯を食べようということになった。

「中目黒に美味しいごはん屋さんあるよ」

「和食、いいね！」

編集者Kと私は中目黒駅至近のおばんざいやさんに赴いた。畳敷きになっていて、カウンターで一人でも女性でも気軽に入れる感じの店だった。

「私ここ、よく一人で来るんだよ。板さんと話しながらごはん食べて、その裏の銭湯入って帰るの」

編集者Kはスーパーサラリーマンぶりも板につき、飯も風呂も外派だ。

「あ、いーね、京のおばんざいセット」

「そうなの。ここ、京都が元の居酒屋さんだから。いろんなおかずが食べられるのよ」

一人だったら作らないであろうハスのキンピラや焼きなす、水菜のお浸しなど色々が少しずつ盛られてくる。

「あ、私、山掛けと白子ポン酢食べたい！」

「私、寒いからおでん盛り合わせ」

ちびちびつまみながら、私は焼酎の梅割り、編集者Kは生ビールを飲んだ。食も細く、一杯、二杯でいい調子になってしまう安い客だが、そんな大人女子も温かく包んでくれる、おばんざいやさんが温かかった。

そういえば夏の落語の際も、日本橋公会堂真ん前の居酒屋さんに入ったっけ。喬太郎さんたちも入った店。おっかけじゃないけど至近の和食店はそこしかなかったから我々もお邪魔した。師匠たちは別室で、私たちはあのときも、カウンターでテレビ見ながらちびちび飲み食いしたっけ。

思えばあの頃より、さらに元気になった気がする。真冬でも夜のお出かけも億劫ではないし、むしろ知らないところに行くのは刺激になっていい。

お出かけは大人女子を元気にする更年期対策の「行動療法」だ。ぜひ皆様にも、行ってみたいと思う場所やイベントに出かけて、運動不足を解消、前頭葉を活性化してほしい。

一年半、更年期チャレンジをして分かったこと。それは、「目的」よりも「行為」を楽しむということだ。連載開始当初、目的は「更年期症状をどうにかする」ということだった。それで色々なアンチエイジングものにチャレンジしているうちに、楽しくなっちゃって、更年期症状もどっか行っちゃった、というのが本当のところだ。

何が効いた、ということより、全部ひっくるめて、元気になれた。それは、一緒に体験取材をしてきた編集者Kも同じだという。

とにかく家に籠っていないで、同世代の女友達とお出かけし、色んなことにチャレンジしてほしい。私たち世代は、なんでもやったことがあるから今更興味もないし、つまらないと思いがちだが、さにあらず。

落語も、過去二、三十年の人生経験を経た今だからこそ、そこに描かれる人間らしさがよく分かる。ただ笑うだけでなく、その奥深さが味わえるのだ。

ただ笑うだけなら、テレビのお笑い番組を一人で見ても笑える。しかしそこに「お出かけ」と、「時間」と「場」の共有がある落語は、その質が格段に違う。ぜひ更年期対策の一環として、その世界を知ってほしいものだ。

14

お顔の崩壊をなんとか堰き止めよう！

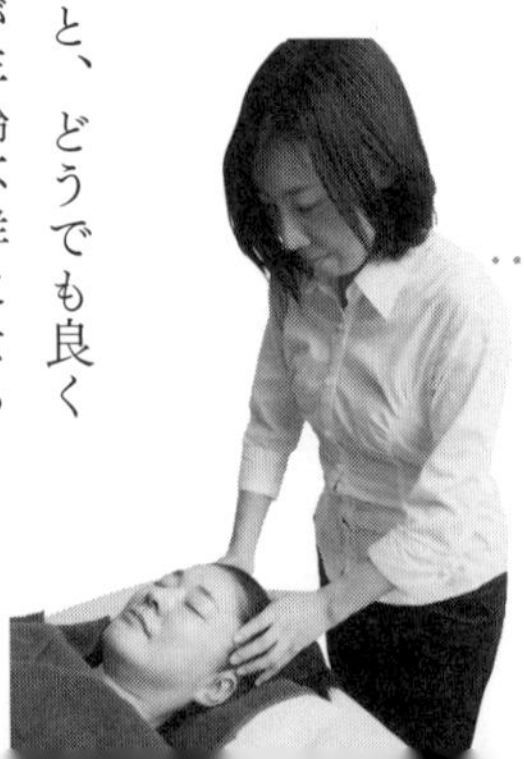

心身微妙なお年頃にも効くエステを考案、施術する石山智子さん

若かりし頃から三十代までエステマニアだった私も、四十代ともなると、どうでも良くなってエステには通わなくなった。美魔女ブームで多くの四十代女性が年齢不詳になる中、それにはあまり魅力を感じなかったこともある。

SST（シミ、シワ、たるみ）なんか、あったって綺麗な人は綺麗だし、太ってるからこそ魅力的な女性もいる。ある程度の年齢になると、その人がどんな思いで日々生活しているかが、如実に顔と体、そして雰囲気に現れてくる。

私自身、若い頃ほど間近で手鏡を見なくなったし、体重計には乗らない主義だ。美味しいものを好きなだけ食べ、よく寝てよく働き適度な運動をし、毎日幸せ感を感じて生きたい。そのほうが健康にもなり、魅力的に輝ける気がするからだ。

もし私が、更年期のホルモンバランス悪き中、SSTの一つ一つにこだわって、体重の増えた減ったに一喜一憂していたら、心身壊れていたに違いない。

14

お顔の崩壊をなんとか堰き止めよう！

加齢は誰の元にもやってくる。それをある程度は受け入れて行かないと、その無茶が表に出て、はたから見ても辛い人になってしまうではないか。

とはいっても、女性だからもちろん美しくあり続けたいし、お顔の崩壊を目の当たりにすると、心の調子も悪くなってしまう。

五十代になってから、エステやマッサージの必要性を如実に感じて来た。もしかして、それまでのエステ、マッサージは必要なかったのかも、ただの贅沢だったのかもとすら、今では思える。

三十代になって痩せにくくなっただの、四十代になったら疲れが取れなくなったと大騒ぎしていたが、五十代のソレに比べたらへでもない。いやもうホントに、コリや疲れ、そして顔のタレがハンパでないのだ。

私はぽっちゃり系なのでいつもは顔もパンパンだが、タレは、

「顔が四角くなる」

という形で現れた。頭蓋骨も顔も幅が広がり、オヤジ臭い印象に……。

なら痩せればいいというものでもなく、病気したりして痩せてしまうと、げっそりおやつれが入り、老け込む。

だから、お年頃女子においては下手に痩せないほうがいいというのが、経験上の結論

だ。五十以降は健康＝美。全身状態を良くしておくのが、美顔につながる。食いしん坊のいいわけではない。決して。

「気骨ビューティアロマ」誕生！

定期的なエステの必要性を感じた私は一年前、主催するコミュニティサロン「シークレットロータス」のメニューに、骨格矯正フェイシャルと経絡ボディマッサージを入れた。日本人鍼灸師が開発し、全身のツボと経絡に沿って施術する手技を勉強したアロマテラピストの石山智子さん（通称ともちゃん）が、アロマテラピーマッサージと融合させたのだ。

その人の症状に合わせてエッセンシャルオイルをブレンドするので、アロマテラピー的要素もあり、一挙両得。

まず香りを選び、施術台に寝転ぶ。最初はうつ伏せで背中から。全身の骨格を整え、経絡マッサージで「気」の流れを整えてから、お顔をリフトアップしていく。フェイシャルパックの間には腕のマッサージも入る。

二時間たっぷりの至れり尽くせりコースで、私は常連客だから

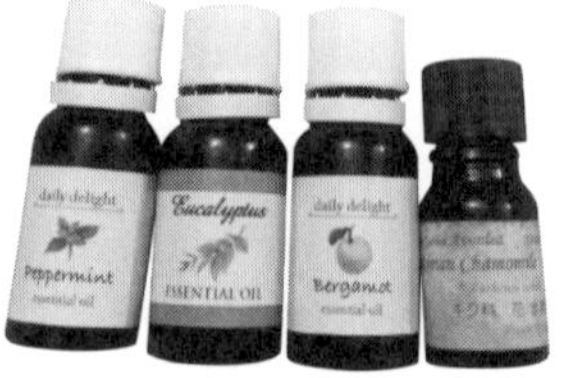

症状に合わせて、様々なアロマオイルをブレンド

14
お顔の崩壊をなんとか堰き止めよう！

14400円。顔だけ、体だけのコースもあるが、全身の流れを良くすると顔のリフトアップも促進するので、全身コースを受けたほうが効果が出る。

流れ始めてからむくみが取れるのに時間がかかったりもするので、翌朝のほうがリフトアップ効果を実感できる。

これをやり始めてから、年齢とともに四角くなりつつあった私のお顔が、きゅっと丸く小顔に戻り、若返った。それだけでなく、骨格矯正と経絡マッサージで自然治癒力がアップしたのか、風邪もひかなくなってしまった。

「加齢により全身の骨格や筋肉が、重力に従って下がり、中心から外へ外へと広がっていくんです。それを中心に寄せて上げ、経絡を流してあげると、自然治癒力でお客様自身が本来の姿に戻ろうとするんです」

と、ともちゃんは説明する。

彼女は健康オタクで、アロマや様々なボディワーク、そして漢方も勉強しているから、その時の症状に合わせて施術してくれる。

施術中、季節や症状に合わせた健康アドバイスもしてくれるので、私は他の治療院、ハリにも整体にも行かなくなってしまった。

そのあまりの骨太な施術に感嘆し、「気骨ビューティアロマ」と命名。月一～二回の施術で、キレイと元気をキープしている。

お値段も、コミュニティサロンという体質上、儲け主義ではないのでお手軽だ。Ｂｏｄｙ＆Ｆａｃｉａｌで１８０００円。ロータス会員は10％オフの１６２００円で受けられる。さらにご新規様と常連さんは１４４００円だ。

これは市価の半額で、高級サロンの比ではない。私も取材で一回５００００円の高級エステも体験したが、自腹では無理。これぐらいでないと通えないし、若いのに欲のないともちゃんでないと、この金額では務まらないだろう。技術や知識の確かさもさることながら、そういう地味ぃな人間性も買っての抜擢だ。

「心の拠り所」のためのコミュニティサロン

そもそも、なぜ九年前にコミュニティサロンを作ったかというと、

「この深くて暗〜い川を、みんなで手をつないで、一緒に渡れば怖くない！」

という理由からだった。

早い人は三十代後半、四十代前半から、更年期は始まっている。最初はそうとは気づかず、ちょっとした不調や、精神的なものから来る人が多い。私もそうだった。

四十代前半に皮膚の痒みや早朝覚醒などで悩まされ、夫は突然人が変わったように頑固オヤジと化し、夫婦仲も悪くなった。高齢出産で産んだ子供はまだ小さかったし、ホント

にどうすればいいのか分からなかったのだ。

そんな頃、週一度のベリーダンスレッスンだけが、私の心の拠り所だった。原宿のおっしょさんのところで一時間踊り、そのダンス仲間とランチをして、その後もだらだらとお茶をしながらおしゃべりした。その時間があったからこそ、乗り越えられた。

もし、私があの頃、仲間と踊ることもなく、本音で語り合い笑い合うこともなかったら、壊れていたに違いない。夫とも離婚していただろう。家族の平和を守り、自分の心身の健康を保つため、私自身が「心の拠り所」、コミュニティサロンを必要としていた。そして、同世代の大人女子にとっても、きっと、いや絶対に必要だろうと。

自然療法の世界的権威アンドルー・ワイル博士も、人間の心身の健康には「コミュニティ」の力が必要だと訴えている。アメリカの中でも、イタリア人移民の多い地域には、心身の病気が少ないのだと。

その理由は、歌と美味しい料理と、笑いとおしゃべり。誰かが元気なかったら、みんなで励まして盛り上げるという、コミュニティの力あってこその健康だというのだ。

かつて日本でも、各地域に婦人会があり、郷土料理を一緒に作って食べたり盆踊りしたりという、コミュニティの力を発揮していた。が、近代化が進む中、そうやって寄り合う

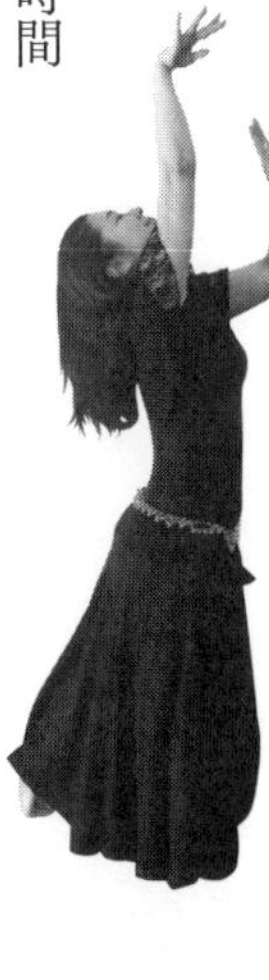

ベリーダンスレッスンは当時の私の心の拠り所だった。踊ることで自分も皆も元気になれればと、今はサロンで教えている

「心の拠り所」はなくなってしまった。

外国文化も知ってしまった私たち世代にしっくりくる、もっとおしゃれで健康的なコミュニティサロンは、自分で作るしかなかった。それともう一つ、いい大人が、青山辺りのカフェでだらだら、ただおしゃべりしているのもいかがなものかなと思ったのだ。

それなりの場所が必要だった。「第二の家」と呼べるような。それで、九年前、娘の小学校入学を機に世田谷に引っ越し、それまでの住処をコミュニティサロンとして使うに至ったのである。

過去九年間、会員は180人を超えた。もちろん来なくなった人もいるが、

「あの頃、ロータスがなかったら私、どうなっていたか分かりません」

といってくれる人は多い。

どんなに輝いている人でも、調子が悪くなる時もある。そんな時、一人はNGだ。そこに行けば仲間がいるという「拠り所」が必要なのだ。いま、お一人様も増えているし、家族がいたって孤独な人は多い。

かつては分かり合えた夫婦も、四十代ともなると分かり合えなくなって来る。仲の良かった女友達とも、年とともに何だかしっくりこなくなってきたり……。

となるといま、分かり合える同世代、同性の仲間たちを作るべきなのだ。

その仲間たちと集まり、踊り合ったり、一緒にヨガやエクササイズで体を動かしたり、

エステやセラピー、好奇心をわくわくさせるセミナーやワークショップがあれば、最悪の中でも楽しく生活できるのではないだろうか。

どこかに出かけて、誰かに会って、おしゃべりをする、笑い合う、ということが、更年期にはなにより重要。なので、全国にこういうコミュニティサロンが、もっと生まれることを願っている。小規模で、可愛らしい、女たちの「心の拠り所」。

そこで、プラスアルファ一緒に何をするかは、それぞれの持ち味を出せばいい。セラピストの資格を持ちながら、有効利用していない人もいるだろう。まずは友達のお顔の崩壊を堰き止めてみてはいかがだろうか？

いろいろな資格を取得して、遊ばせているなら、それを有効利用して、儲けはトントンでも、「自分を生かせる」ということの価値を感じてほしい。金儲けだけではないのだ。自分自身が誰かの役に立てて、イキイキとしてくる、というところが重要なのだ。

その心身の健康効果を換算したら、大変な金額になると想像がつくだろう。自分の知識や技術を「与えられる喜び」は、本当にありがたいものなのだ。知識や技術はないけどマネージメントやPRはできる、という方もいるだろう。

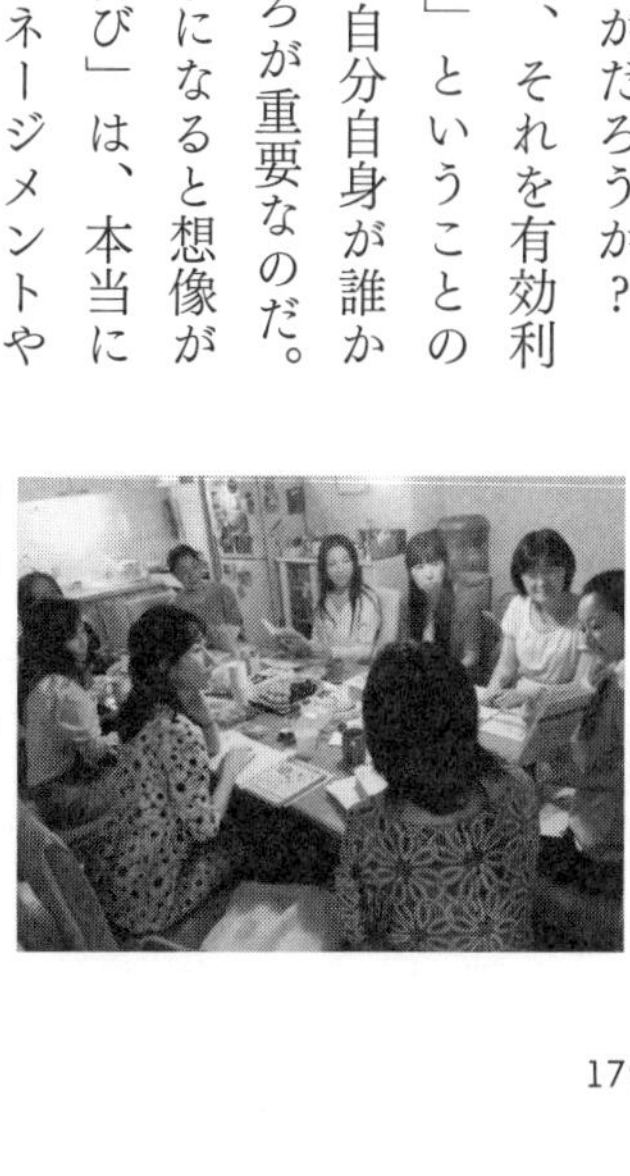
様々なセミナーやワークショップ、着物の着つけ講座も

この世知辛い世の中で、仲間と助け合い、盛り上げ合う喜びは、あなたを必ずや、元気にしてくれる。

かんたんにできる体操＆お顔リフトアップ

あまりにも調子が悪すぎて、とても何かをやり始めるまでの元気は出ないわ〜、という方は、まず自分でコツコツ、おうちで健康度・美容度を上げてほしい。

それをここで紹介しよう。

毎日のことなので地味だが、継続は力なり。効果は絶大だ。きっと「やる気」が出て来るはずだ。

この「横森式ぶらんぶらん体操」は、私も毎朝行っている「一日の準備体操」。寝ている間に固まった関節をほぐすとともに、血行を良くして全身を目覚めさせる、誰にでもどこでもできる運動だ。

その後、ともちゃん秘伝の「おうちでできる♡お顔リフトアップ」マッサージをすれば、顔もすっきりして、メイクのノリもよくなり、出かける元気もでてくる。

さあ、まずは体操から♡　なんか気持ちも上がってきますよ〜♪

COLUMN

横森式ぶらんぶらん体操

体操Ⅰ

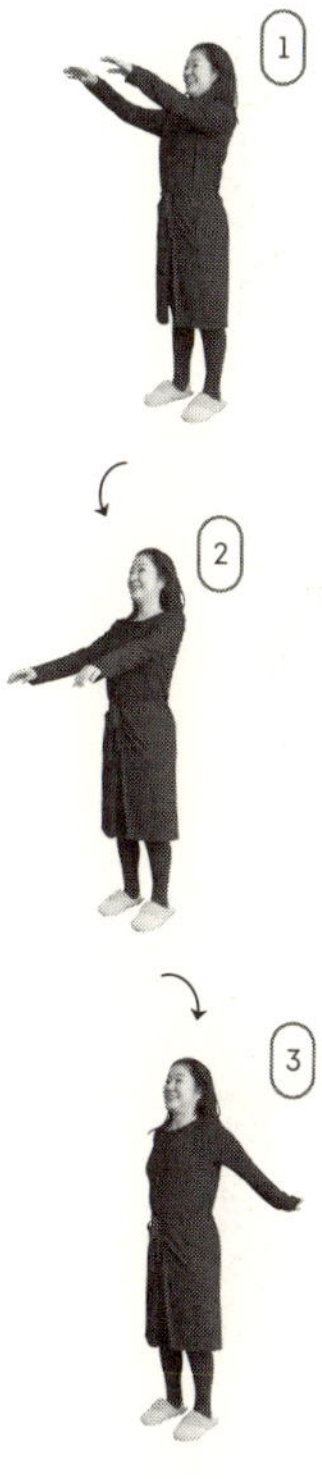

腰幅に足を開いて立ち、両手を後ろにぶらんぶらんさせる。おなかだけに力を入れ、あとは脱力。膝もゆるめる。太極拳や気功などでも、準備体操で行う伝統的なもの。毎朝20回。

体操Ⅱ

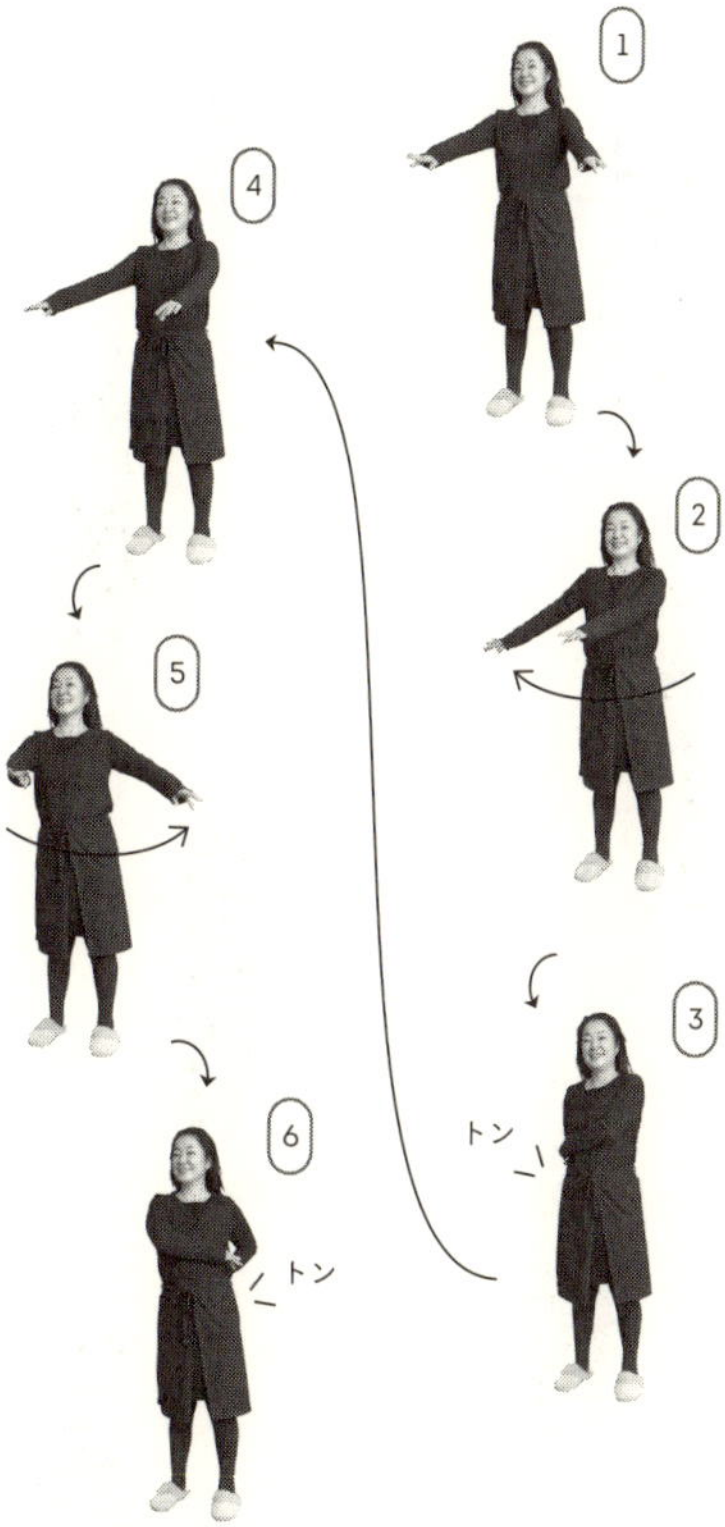

両手を左右にぶらんぶらんと振り子のように振り、手がトントンと背中に当たるようにする。その刺激が胃と肝臓のマッサージにもなる。毎朝20回。

体操Ⅲ

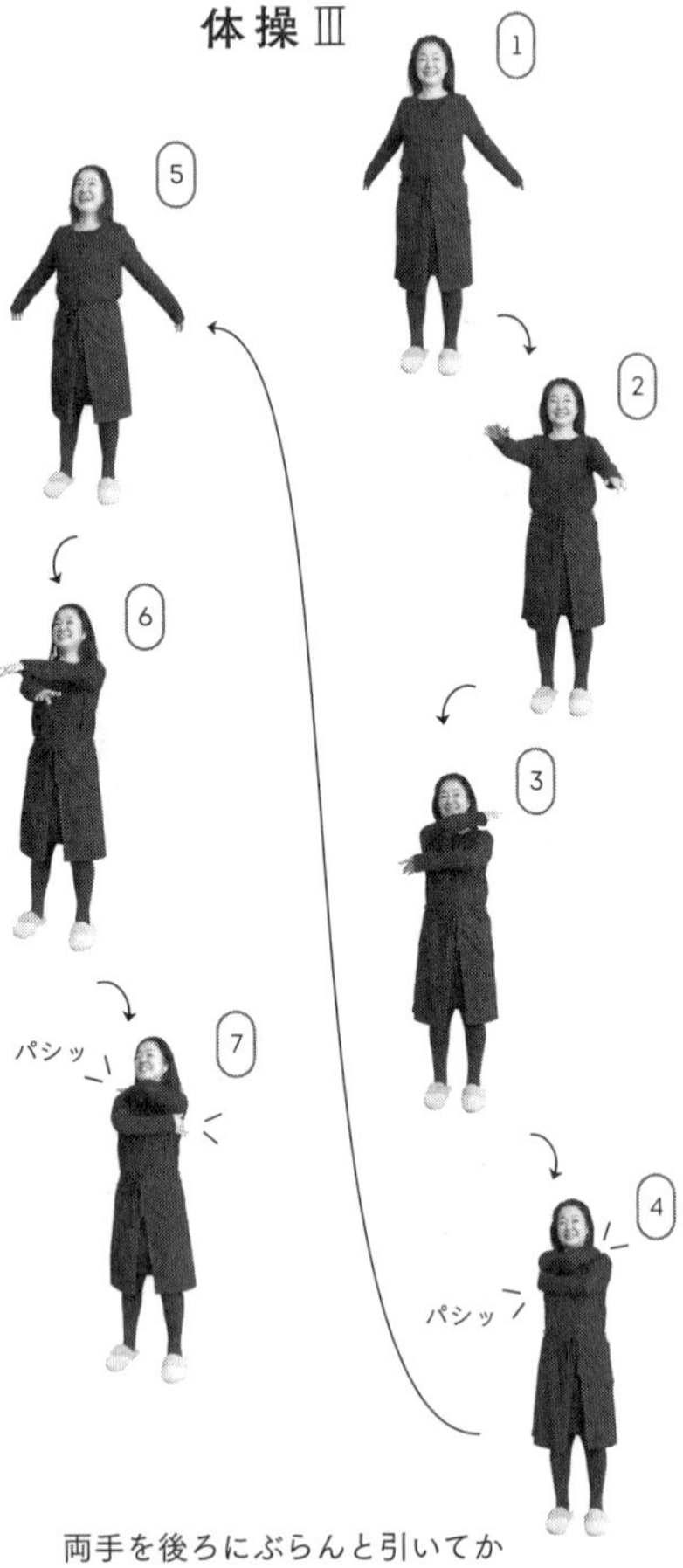

両手を後ろにぶらんと引いてから、前で交差させ、脇の下と肩に巻きつけるように当てる。左右交互に繰り返す。自分の肩と脇の下のリンパを刺激するので全身の血行促進に。毎朝20回。

体操Ⅳ

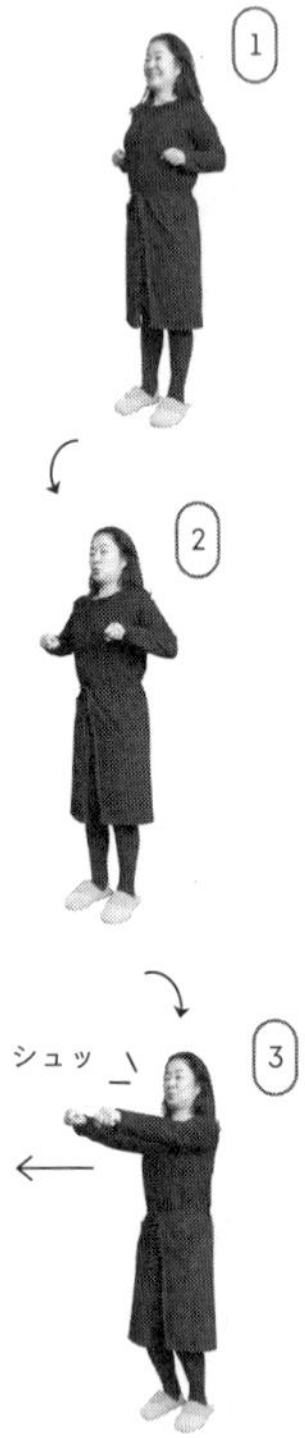

両手をぐーにして肘を引き、前に腕を伸ばすときに「シュッ」「シュッ」と息を短く吐きながらシャドーボクシング。この呼吸はヨガの「火の呼吸」で、内臓を活性化させる。慣れると気持ち良くできる。毎朝20回。

おうちでできる♡お顔リフトアップ

耳たぶ

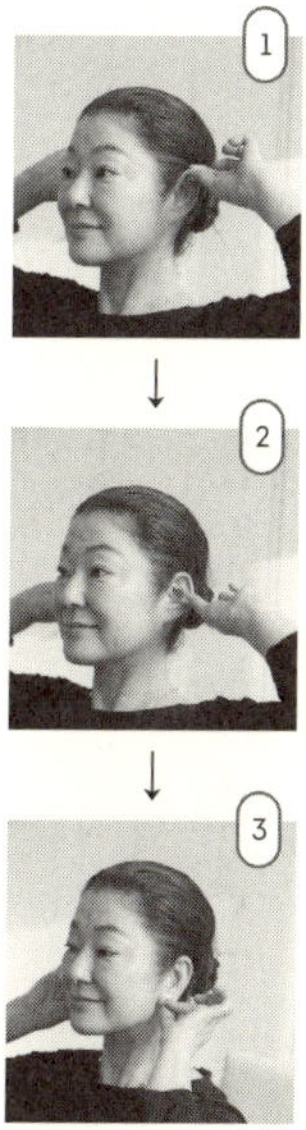

①親指と人さし指で耳たぶを挟み、全体を揉みほぐしてから、上をひっぱる。②耳たぶの真ん中、③耳たぶの下をひっぱる。血行促進し、顔色が明るくなり、むくみの改善にも。

耳のつけ根

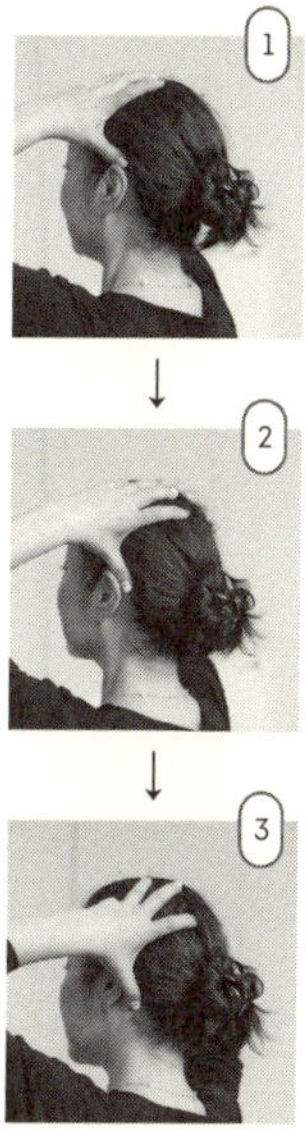

①耳の上のつけ根、②耳の横のつけ根、③耳の下のつけ根の順に、親指をあて、真上にすべらすようにそれぞれ３回ずつ引き上げる。ゆるんだフェイスラインがすっきり。

側頭部

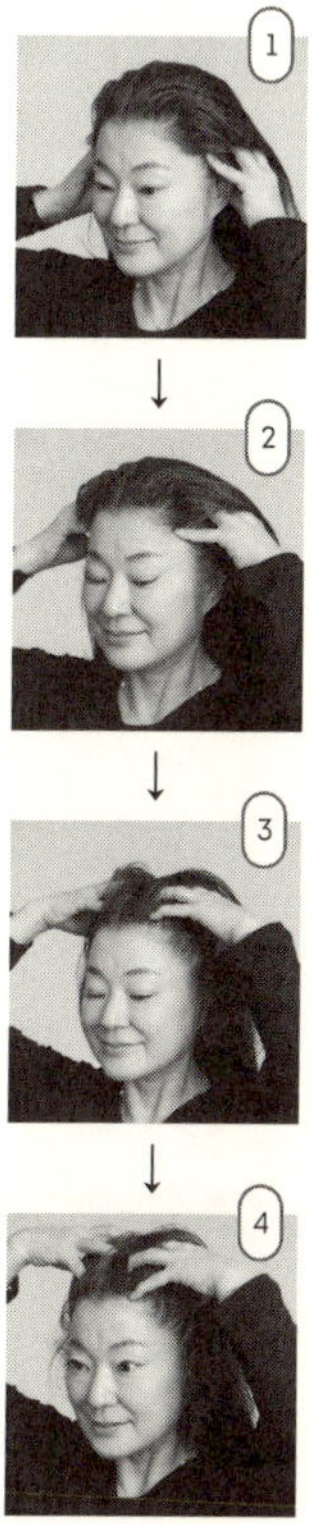

①耳の上のつけ根、②こめかみのライン、③頭の鉢、④額と髪の生え際の順に、人さし指～小指の四指を添えて、真上にそれぞれ３回頭皮を引き上げる。顔のたるみ、法令線、額のシワ対策に。

15

急に目立ってきた白髪、薄毛どうにかしたい

このお年頃のお悩みの一つに、「薄毛」と「白髪」がある。我が同級生も脳天地肌が見えているし、私も毎日抜け毛がひどい。かつては毛量調整したいぐらい、毛が多くて困っていたのに。

白髪もどんどんひどくなり、今では月二回、ヘナ染めに通っている。三十代後半には一カ月に一度、四十代で三週間に一度、今ではもう二週間に一度だ。これも、経済的時間的に月二しか無理なのでそうしているが、実は十日もすればキラキラ白髪が目立ってくる。

加齢による白髪も薄毛も、年齢的に仕方がないことと言えば言えるが、そこを改善すれば、気分もぐっと上がるのではないだろうか。

ということで連載時、薄毛対策スカルプケアサロンに二カ月通ったが、その店はあいにくなくなってしまった。通っていた頃、髪の状態はたいへん良かったのに、残念なことだ。

15

急に目立ってきた
白髪、薄毛どうにかしたい

スカルプケアサロンで頭皮をチェック

それはさておき、このサロンで学んだ薄毛対策ケアについて、お伝えしようと思う。まず、日本全国の美容室に、今はスカルプケアメニューや、スカルプケアサロンみたいなものはあるだろうが、通っているだけではダメということだ。私の担当だった毛髪診断士・I君も言っていた。

「私たちの仕事は、ここに通っていただいた上で、おうちでも日々スカルプケアしてあげることで、確実に結果を出して行く、そのお手伝いなんです」

髪と頭皮に良いシャンプーとトリートメントで、まず薄毛の原因になる頭皮の汚れを除去。その後、抜け毛や薄毛を防ぐ成分入りのローションを指の腹で優しくすりこむ。ゴシゴシしてしまっては、抜けなくてもいい毛まで抜けてしまうので優しくがポイントだ。

サロンでは何をやっていたかというと、プロ仕様の原液を塗布し、美顔エステで使用するイオン導入を頭皮に使えるよう開発された機器で、細胞まで届けていた。

「おうちでうちの製品を使って毎日ケアしてあげることも大切ですが、サロンに一週間から二週間に一度は通っていただきたいんです。有効成分の原液塗布というのも、専門サロンでなければできないですし」

とI君も言っていた。

で、実際の施術はどうだったかというと、まず、プロチェックカメラによる毛髪診断。マイクロスコープで頭皮の状態をチェックするのだが、私の頭皮、頭頂部分が見事にヘタレていた。

「頭頂が一番重力に持ってかれちゃうところなんですが、ここ、本来三本毛穴が見えてしかるべきなんですが……二本見えなくなっちゃってるでしょう。これが、頭皮が透けて見える原因なんです」

つまり、毛が薄くなったわけではなく、重力で毛穴がヘタレてしまい、毛の立ち上がりがNGとなり、頭皮が透けて見えるというわけだ。元々、毛量が多い私でも、五十二の夏には心配になって来た。

代官山の台湾カフェの化粧室で、ダウンライトの下で鏡を見たら、頭皮が透けて見えたのだ。こ〜れはショックだった。とうとう来たか、という感じだった。

「シャンプーやブローをすると驚くほど毛が抜けるので、もうてっきり脱毛が進んじゃってるのかと思ってた〜」

とI君に言うと、

「毛が抜けるのは普通なんです。長いから目立つだけで、誰でも

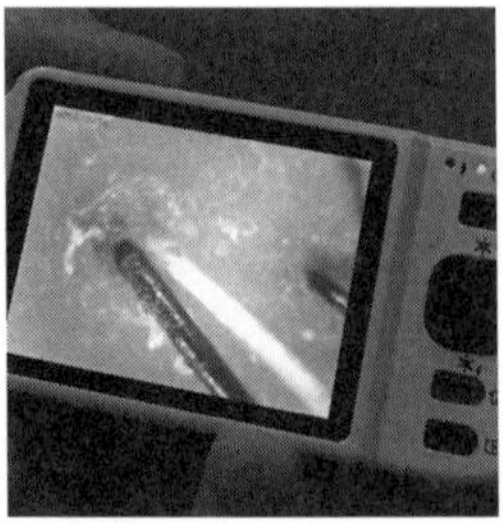

マイクロスコープで頭皮の状態をチェック。白いのは汚れ。毛穴の状態もいまひとつ…

15

急に目立ってきた白髪、薄毛どうにかしたい

一日平均六十～八十本は抜けるものなんです」

「そ、そんなに!?」

「それよりも気になるのが毛穴の老化による毛の立ち上がりなんです。立ち上がりさえ良くなれば、セットでふわっとさせてボリューム感を出すことも出来るし、部分鬘《かつら》に頼らなくていい髪になるんです」

「なるほど～」

「頭皮もお顔と実は同じなんですが、見えないだけにお顔ほどケアされてる方は少ないと思うんです。それで乾燥が進んだり、毛穴が詰まったりして脱毛につながってしまうんですよ」


通っていたサロンでは、まずお湯で予洗いした後、イオンクレンジングと赤外線が施された。その後、薬用シャンプーを手で泡立ててから頭皮を指の腹で優しく洗い、最後に髪を軽く洗う。薬用コンディショナーをつけた後、有効成分の原液をイオン導入。

「なんか、右頭皮にぴりぴりするところがあります」

特に前頭部、側頭部がぴりっと来る。

「ここ、なんか詰まってるんでしょうか？」

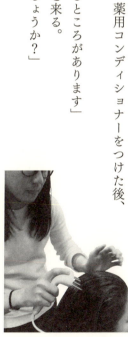

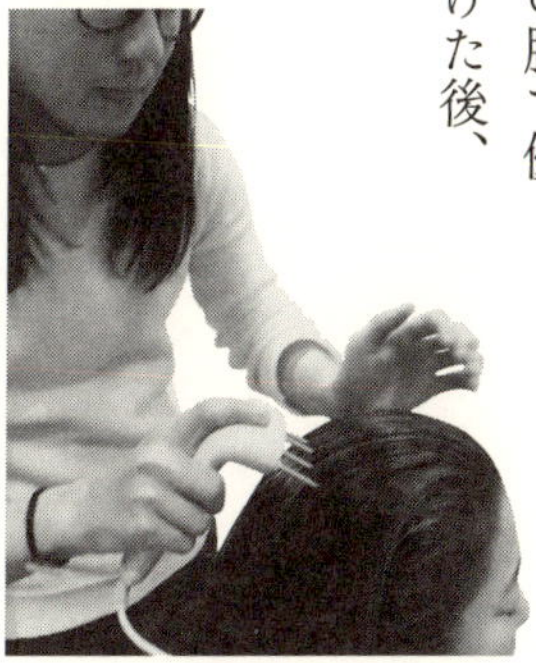
赤外線を当てると地肌が温まってくる

「たぶん目の疲れから来る頭皮の緊張が激しいところだと思います。頭はエックスに右と左でつながっているので、左目が特に疲れているのでは？」

「はい！」

私は左目が特に視力が弱く、数年前から飛蚊症も患っていた。

「お客様は年齢の割に頭皮が硬いので、お仕事柄ということもあるかと」

イオン導入が済むと、ハンドによる頭皮マッサージ。ラジオ波＋遠赤外線が当てられ、ブローとなる。

「あ、ちょっと柔らかくなりましたね」

I君が私の頭皮を動かしてみて言う。

「良かった……薄毛より何より気になるのが、肩こりと頭こりなんです」

実は私、白髪染めのため二週間に一度バリ式ヘアエステに通っているのも、頭皮マッサージがついているからだった。ほっとくと、とんでもないことになってしまう石頭なのだ。こり過ぎると頭痛も出て来るし、未病を防ぐ意味でも頭皮マッサージは必須。

「ほら、綺麗になりましたよ！」

ブティックミラーに映る私は、髪の毛ふんわり。素敵なマダムになっていた。

いつもひっつめ髪で家事と仕事に勤しんでいる私は、出かける前に髪をセットする余裕もなく……。こうやって髪がフンワリとセットされていると、鼻歌でも歌いたくなる。

プロに学んだケアを実践してみたら…!?

家でも毎晩、
「このデッカイほうをまず頭頂に、それからこれ（小）を生え際、もみあげのところまでしっかりすり込んでください」
というI君の指示通り、ハゲんだ。

私のお風呂上がりのライフスタイルは変わった。毎晩スカルプケアまでとなると少々時間がかかるので、脱衣所に椅子を設置し、バスローブのままボディケアをまずする。そこからヘアタオルドライした頭皮に、コシコシと優しく指の腹で（お約束）二種類のスカルプローションをすり込むのである。そこで初めてリビングへと移動。髪を乾かす。

そうこうすること二週間。ま、二週間で結果が出るわけもないのだが、毎朝感じるのは、起き抜けの顔がむくんでないということだった。頭皮マッサージを毎晩するのが功を奏したか、それともそのローションの、血管拡張作用があるというミノキシジル近似成分のおかげなのか、「小顔効果」が出て来たのだ。

三方向から鏡を見てみても、顔がスッキリしている。痩せたわけではない。小麦抜き生活で逆に食欲が増し、小麦以外のものはおなか一杯食べているので。

でも顔がスッキリすると、人間、痩せて見えるではないか！

その旨、二回目の施術に赴いたときI君に報告すると、

「それはいいサインですね！　お顔と頭皮はつながっているので、循環、代謝が良くなった証拠ですから」

と嬉しそう。

「髪は頭皮だけの問題ではなく、全身状態を良くすることで結果が出て来るので、代謝を良くするために運動が必要な方には、そこをアドバイスすることもあります」

アンチエイジングのため色々トライしているので何が功を奏したのかは分からないが、小顔から始まったということは、結果が出やすいところから出て来た、ということかもしれない。人によって部位は違うだろうが。

二回目の施術後、鏡で見てみると、二週間前より髪の立ち上がりが良くなっているような気がした。

「そういえば前髪、普段でもちょっとはねて来たような……」

ぴんぴんと髪がはねることなど、ここ数年なかった。髪は細り、猫っ毛的な髪質になっていたのだが。

「運動とかよくしてるから、結果出るの早いですね」

「ええ、お陰様で……」

そして三回目の施術。久しぶりにマイクロスコープで頭皮を見てみると、なんと毛穴か

ら毛が三本、しっかり立ち上がっているではないか！

「いい状態ですね。まだ毛穴は少々詰まってますけど、通い続けていただくうちに、これも改善していくと思います」

マイクロスコープで見なくても、ふんわりセットした後の状態が、ますます良くなっている。髪の状態がいいだけで、若返った気分になるではないか！

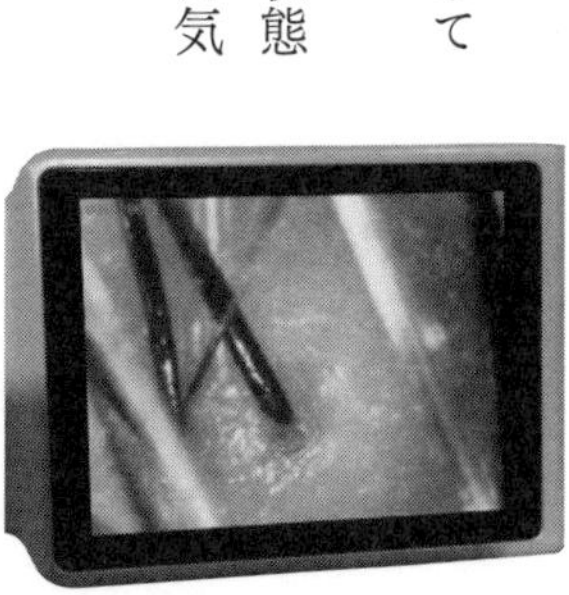
お手入れ後、地肌に透明感が。毛の立ち上がりも元気だ

いい気分になっちまった私は、I君の勧める高機能ドライヤーもAmazonでぽちっと衝動買い。ここのサロンでも使っている、髪のタンパク質に直接働きかけ、水分保持しながら髪を乾かすというドライヤーだ。

「ヘアドライは毎日のことなので、ドライヤーを変えると髪はダントツ良くなります。高いけど、何年も毎日使うものなので、日割り計算したら安いものですよ」

続けられるMyヘアケアを

で、三カ月スカルプケアサロン通いをして、どうだったかというと、確かに髪は元気を取り戻した。その後は一カ月に一度くらいメンテナンスに通ってほしいと言われていたが、自宅から遠かったのもあり、次第に行かなくなってしまった。少し経って行こうとしたら、閉店したと知り、ちょっと寂しかった。

しかし全国の美容院に、今やヘッドスパやスカルプケアを取り入れているお店はたくさんあるはずなので、みなさんもお近くで探されてみてはいかがだろうか。誰かにシャンプーしてもらうだけでも気持ちがいいし、最新のヘアケア情報もゲットできる。

とにかく、このお年頃はなにごとも、続けられるかどうかということが重要だ。ヘナ染めに行くサロン「クリームバスエビス」には、白髪染めの深刻な問題があるから通っているが、二週間に一度ここに通うだけでもいっぱいいっぱいだ。

シャンプー剤も、スカルプケアサロンに通っていた時はそこのものを使用していたが、いつもは「クリームバスエビス」の「スカルプナジャプー」を使っている。これも、少量でモコモコ泡がつくれるわりには洗浄力が強すぎないので、髪がヘタれることなく、コンディショナーもいらない優れものだ。

私はコンディショナーしないと髪が跳ねるので、適当なコンディショナーを軽くして、さらにヘアオイルも使う。

ヘアオイルは使わないほうが、髪がペタッとならないからこの時期いいとI君も言って

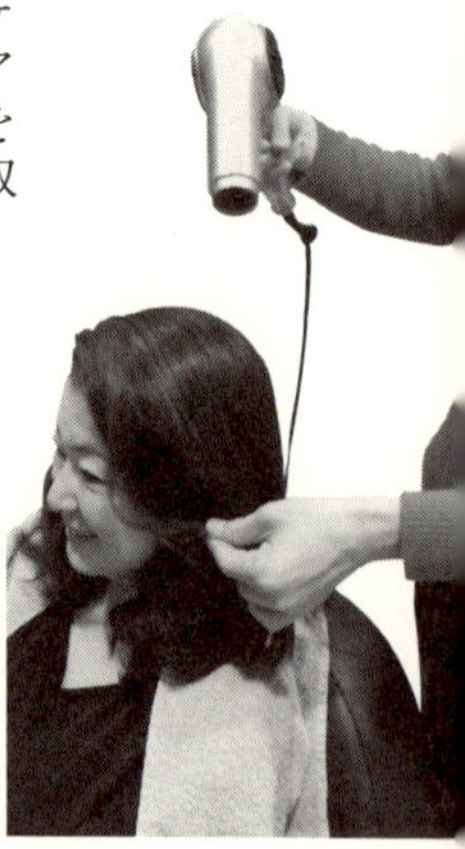

ドライヤーも日進月歩。より髪によいものに変えるのも大事

いたが、艶感が出るので私はお出かけ前には使っている。香りもつくので香水代わりにもなるし。

「サラヴィオ化粧品」から出ている「ザクロビューティープラス」もオススメだ。温泉酵母とザクロエキス入り。香りも良く、使用感も素晴らしい。

私はここのヘアオイルを気に入っていて、さすが、インナービューティのプロ・小林暁子先生プロデュース！と感嘆。このヘアケアシリーズにはザクロの香りをつけていて、香り癒し効果も狙っているとか。

人によっては、湯洗いだけ派や、石鹸シャンプーと酢でコンディショニング派と色々だが、私はフツーにシャンプーしたいので、エイジングケアラインを選んで使っている。

あと私が心掛けているのは、寝るときに髪をひっつめないこと。前髪をポンパドール式にちっちゃいバレッタでちょんちょこり〜ん、と止めて寝ると、翌朝髪が立ち上がってて気分ＵＰ♡　ゴキゲンに一日がスタートできます。

16

究極の更年期対策は モダン湯治♨注目の別府温泉へ

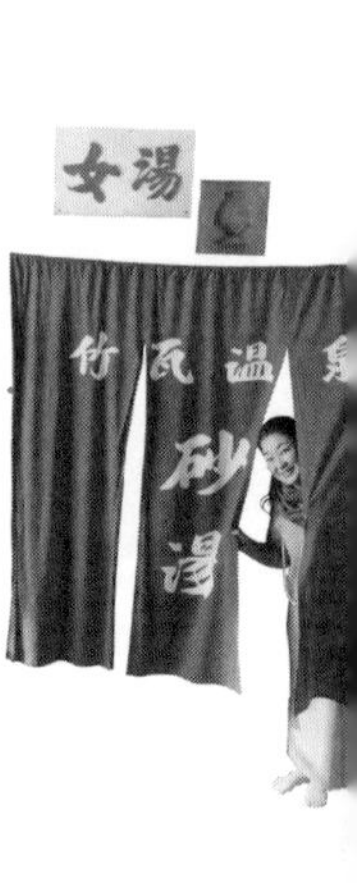

屋内に砂湯もある歴史ある「竹瓦温泉」

一年半、ありとあらゆる更年期対策にチャレンジしてきた私だが、もしかしてデスティネーションは「温泉」ではないかと、ショーシャ先生のアンチエイジング検査の時点で予感していた。

あの時、私の頭に浮かんだ映像。

ウン十万かけて顔にお注射をし、五歳若い顔でい続けるマダムたちをしり目に、顔が垂れたままで気持ち良さそうに温泉に浸かっている私と編集者K……。

まさか本当になるとは本人もびっくりだが、私たちは『Ｍｙ Ａｇｅ』の取材も兼ね、別府温泉に旅立った。

編集者Ｋは別府温泉の泉質の多さと湯のパワーに魅せられ、

「究極のアンチエイジングは別府温泉！」

とまで宣《のたま》っている。大分県も日本一の「おんせん県」と自負しているだけあり、その笑えるPR映像「シンフロ」や別府市の「湯～園地」動画でもっとに有名だ。

そして実は、私も今回初めて行って知ったのだが、大分は「近い九州」でもある。羽田から一時間半、帰りは追い風で一時間ちょいちょいで着いてしまう。四国や本州を対岸とした、湾に囲まれた穏やかな地なのだ。

飛行機を降りると空港ロビーになんと足湯があり、私たちは早速試した。まさかの空港足湯！　しかもできたばかりだという。これは立ち寄らないでか！　なんだか可愛いオケちゃんの前で記念撮影をしてから、真新しい足湯にしばし浸かった。

「これをお使いください」

案内してくれる「ツーリズムおおいた」の安部さんからもらった手ぬぐいにも、ピンクのオケちゃんがプリントされている。

「可愛い!!　これ頭に巻いて温泉入っちゃう！」

可愛いもの好きなお年頃だから、いきなり気分UP♡

ほこほこと温まった足で、大分空港から車で四十分。風光明

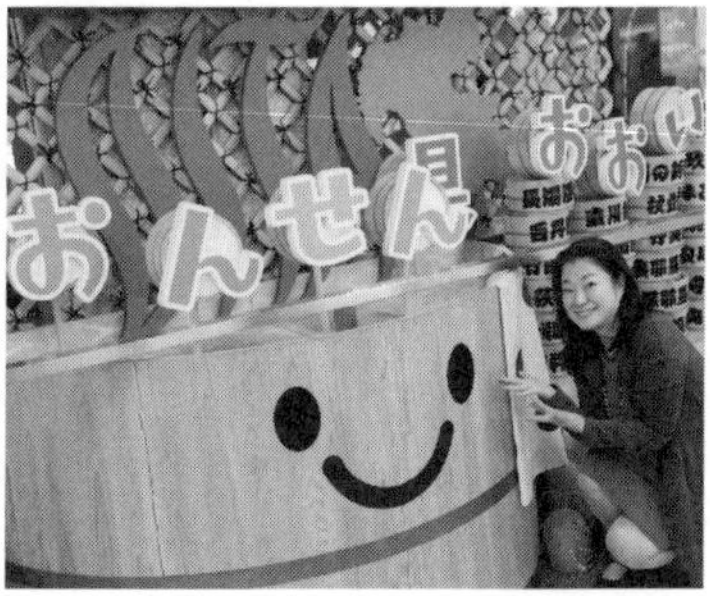
大分空港ロビーにて「おんせん県おおいた」ロゴマーク・通称オケちゃんと

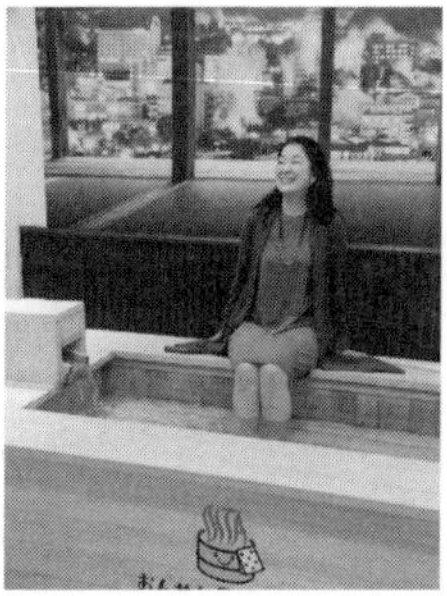
そして、空港足湯。別府の湯にいきなり浸かってフライト疲れをまず癒す

媚なドライブインでカボス蕎麦を食した。大分はカボスの産地だが、カボス蕎麦はまた絶品だった。出汁は薄味で、関東の蕎麦とは別物。麺も細く出汁の味が際立って、鍋つゆにカボスをたっぷり搾っていただく感じだ。

「美味しい〜♡　つゆも全部飲めちゃう」

おなかいっぱいで山を下り、着いたところは歴史ある湯治場「鉄輪《かんなわ》」。『豊後国風土記』に記されるほど古く、湯治場としては鎌倉時代の一遍上人が開祖といわれている。

「ここが観光ポスターなどでも知られるビューポイントですよ」

安部さんに教えてもらって車を降りた。

「ほー、キレイね〜」

季節は初冬だったが、風は東京よりゆるい。別府湾と高崎山を見晴らす高台からは、鉄輪の湯煙がもくもくと立ち込めるのが見渡せた。

高台を下りてみると、もう町中が温泉。石畳の道のマンホールや側溝からも湯気がもくもく出ている。かすかな硫黄の香りと蒸気の中に身を投じると、浮世を忘れ、時空を超えるような感覚に見舞われた。家族を置いての女子旅は、それだけで癒しになる。

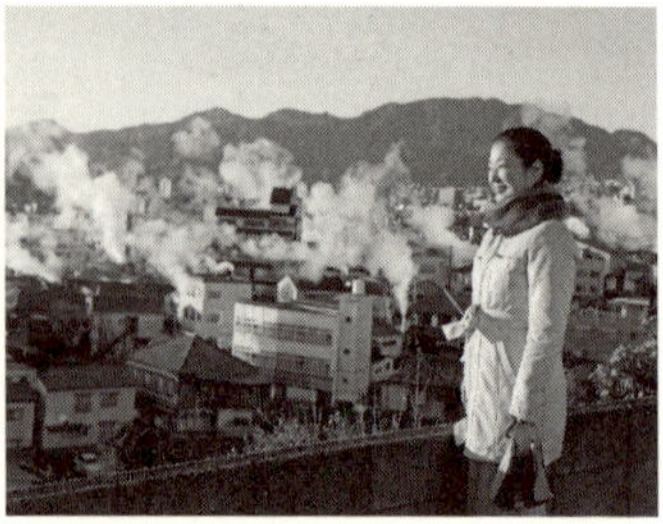

火事か？ と驚くほどの湯煙に、源泉数、温泉湧出量日本一を実感

16
究極の更年期対策は モダン湯治♨注目の別府温泉へ

宿泊したのは「柳屋」というモダン湯治宿だった。シフォンケーキ屋さんが経営、古い湯治宿を改築してオシャレにしている。女将さんは私と同じ五十三歳。元音楽教師で、趣味のシフォンケーキ作りから四十四歳でこの道に入ったという。

入り口にシフォンケーキ屋さんのカフェがあり、玄関の暖簾も、アーティスト・望月通陽氏デザイン。レトロモダンな雰囲気を醸し出している。私と編集者Kが泊まったのは、新館ベッド付きのお部屋だったが、カメラマンのアラサー女子Sさんが泊まったのは、本館四畳半の自炊棟だった。こちらは宿泊代も安いけど、トイレ、洗面所は共同。

「若いから平気よね。オホホホホ」

かなんか言って、お年頃女子組は旅館風のお部屋へ。

「綺麗で気持ちいいわね～」

ベッドメイクもホテル風。宿の浴衣も選べる。デザイン豊富なモダン浴衣で、足袋ソックスも滑り止め付きでお持ち帰り可。私は撮影用に、羽織と下駄を持って来ていた。宿にも丹前が用意されているが、選んだピンクの牡丹柄浴衣には、黒い羽織のほうが似合った。

私は早速、浴衣に着替えて、下駄でからんころんと石畳を歩き、「鉄輪むし湯」に赴い

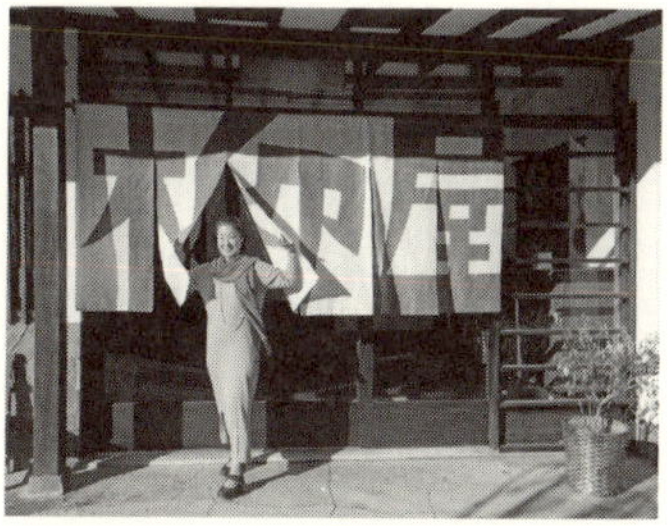

かつての長期療養宿は、暮らすように湯と食を味わえ、現代人の心と体を癒す湯治宿に変身！

た。石菖《せきしょう》という希少な薬草を使った、鎌倉時代から続くハーブミストバスなのだが、薄暗い部屋で薬草の上に寝るのもまた初体験で、原始的デトックスを味わった。

「これってさー、ネイティブアメリカンのスウェットランドだよね。同じものが日本にあったとは!!」

取材で世界を回って来た私も、灯台下暗し、日本再発見な気分だった。

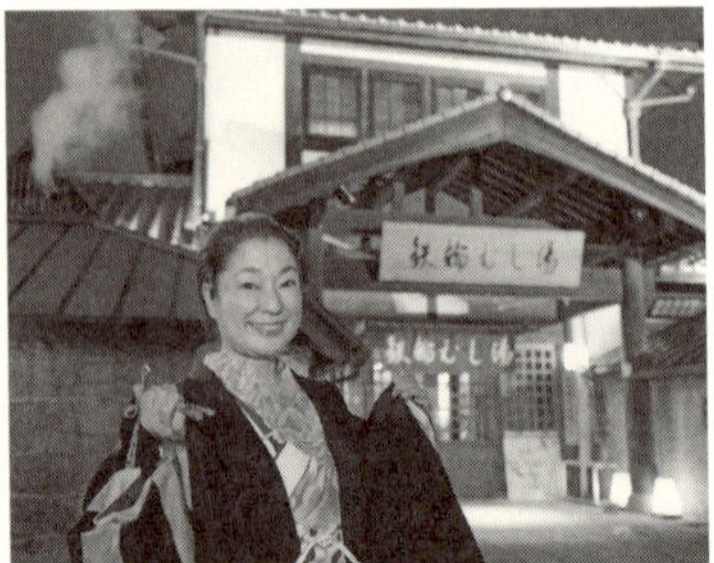
「鉄輪むし湯」では石菖の上に横たわり、温泉の噴気で蒸され、気持ちよく発汗

野菜も自分も地獄蒸し♨

昔ながらの湯治場では正直キッツイし、宿泊費もお手頃でオシャレな宿なら泊まってみたい♡　ごはんも旅館の大量コースはもう無理だし……。「柳屋」さんは、そんな大人女子のニーズに合った宿だった。

素泊まりなら４８６０円～、朝食付きが６２１０円～、二食付きが９４５０円からで、夕食は同じ敷地内にあるレストラン「オット エ セッテ大分」のコースかアラカルトを選べる。朝食は頼んでおけばカフェからコーヒー付きの「地獄蒸し（ちまき入り）」朝食が提供され、好きなところで食べられる。その人なりの自由さがあるのだ。

たとえば私たちのケース。最初の晩は私だけ、撮影のため地元食材を活かし「地獄蒸し」を取り入れた、「オット エ セッテ大分」の素晴らしいイタリアンコースをいただいたが、編集者KとSさんは撮影終了後、タクシーで十分の焼肉屋に旅立った。ここらへんは美味しい焼肉店が点在。冷麺も名物なのだという。

そして翌朝、撮影で八時に出かけるので朝ごはんは頼んでなかった。しかしいつも通り五時頃目覚めた私は、まず風呂に入り、支度をしているうちにおなかが空いてしまった。編集者Kはまだすやすやと寝息を立てている。私はこそっと自炊棟のキッチンに赴き、前の晩、撮影用に蒸した「地獄蒸し」を食べられるようにした。

「柳屋」の中庭には地獄蒸し釜が八つあり、それぞれ自由に色んなものを蒸して食べられるようになっているのだ。

野菜や卵などの「地獄蒸しセット」は真ん前の商店で売られており、700円ほど。それを、軽く洗って備え付けの籠にセットし、釜にかける。使い込んだ木製の蓋をし、釜の下にあるコックをひねると、ブシュー！　と、まさに「地獄の釜が開く」音がする。

ここの温泉は高温なので、野菜によっては数分、芋なども数十分で蒸しあがる。「オット エ セッテ大分」のシェフに

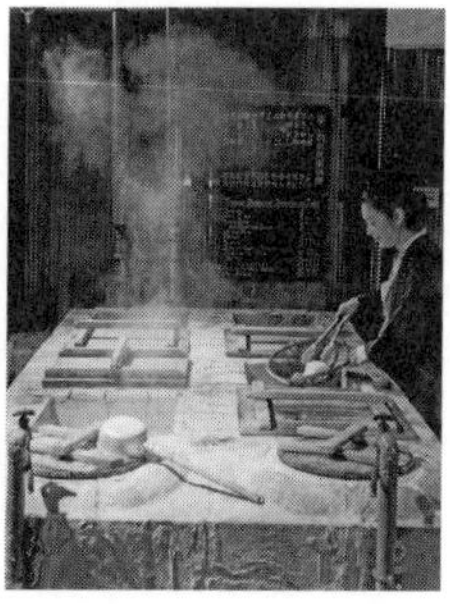

柳屋の中庭の蒸し釜で野菜や卵を地獄蒸ししてみた。旨みを増して美味！

よると、ここのお湯は薄い昆布水のような味わいなので、どの素材も蒸すと美味しくなるという。特に卵などは、蒸し時間を長くすると燻製卵のような味わいに。

朝になってすっかり冷めていたが、茹で卵やジャガイモ、さつま芋の皮をむき、キッチンにあった塩コショウをかけたら美味しかった。同じ商店で買った甘い国東みかんと緑茶と共に、なかなか栄養バランスのいい朝食となった。

早寝早起きの私は、旅先でも皆より早く目が覚めてしまい、やることがなくて困ってしまう。長年主婦をやっている方たちも同じだろう。働き者過ぎて、せっかくの機会なのに、ゆっくりしていられないのだ。そんな時、キッチンがあるとイキイキしてくる。

全国の湯治場に、このようなモダンスタイルの宿があれば、ぜひ食材などお持ちの上、女友達と馳せ参じてほしい。

貸別荘の温泉付きというのも一興だ。夏に家族＋親友で南伊豆のそれに行ってみたが、非常に楽だった。出張寿司を地元値段で頼め、温泉も家のお風呂で入れる。近隣で購入した地元食材を調理してテラスで朝ごはんも食べられて、量も加減できるのでおなかも楽だった。

貸別荘の場合、お部屋も沢山あるので反抗期の娘や夫はそれぞれ好きな部屋で寝てもらい、私は親友と二人で主寝室に陣取った。コーネンキにおいて、一緒にいて一番安心するし、楽しいのが同世代の女友達である。

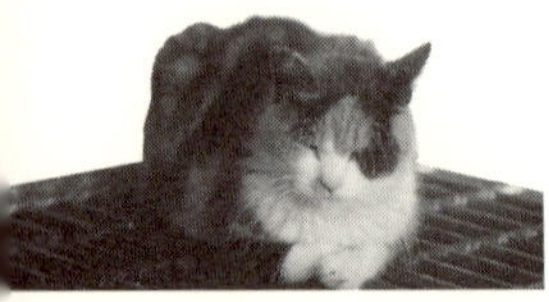

猫も地獄蒸し？　温泉蒸気を浴びてうっとり

帰らなくてもいい状態で悲喜こもごもを話せ、美味しいものを適当に食べ、ゆったりと湯に浸かる。そして、寝ても覚めても隣で女友達がすやすやと寝ている。ぷっ。これ以上の幸せが、コーネンキにあるだろうか。

してお風呂だが、鉄輪地区には、犬も歩けば温泉に当たるというくらい、そこら中に公共の温泉がある。無料のものもあり、有料でも１００円とか、賽銭箱にお賽銭を入れるだけで入れるところもある。もちろん、宿の温泉は二十四時間いつでも入れ、露天風呂もある。湯治場だけに、温泉ごとに色々な泉質と適応症があり、目的別に入ることも可能だ。

　コーネンキ的には「すじ湯」で筋肉に働きかけ、肩こりや関節の不調を治すか、自立神経系に効く湯で更年期症状を緩和するかと、行く前に資料を見ながら色々検討したが、私の実感として、

「どのお湯も良い！」。

　酸性の強いお湯で天然のピーリングをしてから、アルカリ性の強いとろんとろんのお湯でたっぷり保湿、というコースもやってみた。結果、帰京後一週間以上、全身のお肌がつるつるだった。

　肩こりに一番効いたと感じたのは、図らずも「砂湯」だった。ベテランの砂かけマイスター、つまり本物の砂かけババア

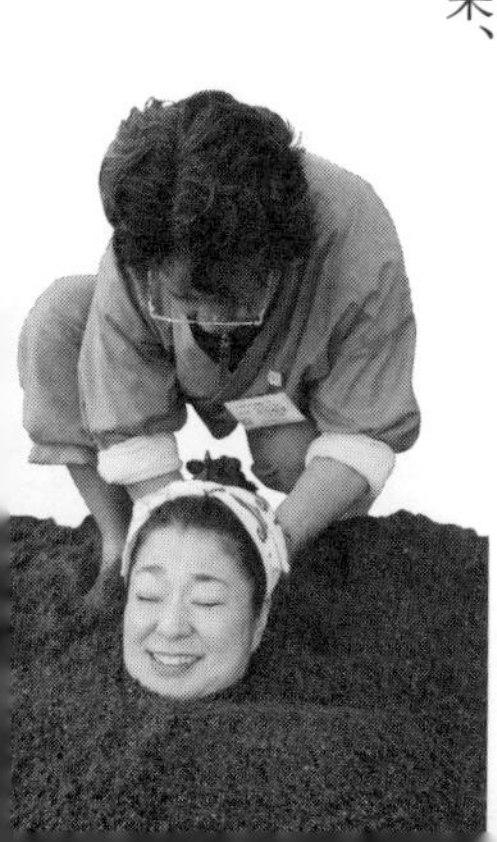

砂かけマイスターが症状に合わせて調整する

に、事前につらいところを言うと、そこが楽になるように砂をかけ、入れ込んでくれる。あたたかい砂はかなり重く、呼吸するのも慣れるまで苦しかった。生き埋め体験、といってもいいぐらいだ。しかし施術後、やっとの思いで砂かけババアの手も借り脱出してみると、いつもかなり凝っている左肩が、すう〜っと楽になっているのを感じた。

恐るべし砂かけババア。若い者には務まらない作業を長年やっているマイスターだけあり、本当に〝効く〟砂がかけられるのだ。砂の下には石が敷いてあり、そこに温泉の熱を伝えているのだという。砂だらけになった浴衣を脱ぎ、温泉に入ってついた砂を洗い流す。とまぁ、なんにつけても温泉三昧なのだ。

若返り的に一番効果があると思ったのは、その名も「紺屋地獄」というところにある「別府温泉保養ランド」の泥湯。ここの「自律神経の湯」には更年期症状を緩和する効能があるというのだが、それより、ここの「泥湯」を体験することは、前頭葉が活性化して五歳は若返るのではないかと思った。

あの、お尻で感じる、味わったこともない感覚は、まさに未知との遭遇だ。乳白色のお湯で底が見えないが、編集者Kに言われるまま、もっと奥へ行って座ってみると、

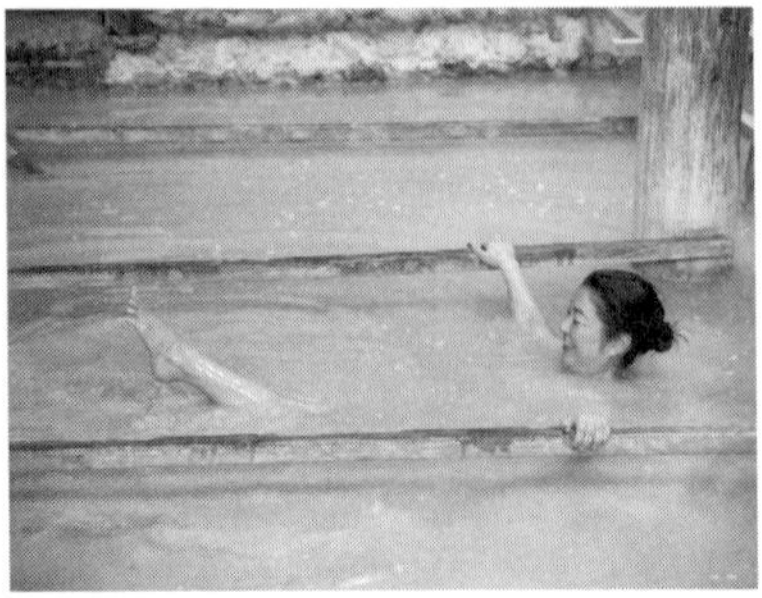
「別府温泉保養ランド」の屋内の泥湯は筋肉痛に効くとスポーツ選手御用達

「嗚呼～、いけなくてよ♡　いけなくてよ」
優しいふわふわの沼にお尻が包まれ、悶絶しそうになった。

温泉の藻にアンチエイジングの秘密が!?

この温泉の神秘を解明すべく、別府温泉に含まれる「温泉藻類」の研究をしている「サラヴィオ化粧品」研究所を訪ねた。イギリスの研究所で研究していたという所長の加世田《かぜた》国与士《くによし》博士に、科学的に分析した結果、何故温泉が体によく、温泉藻類が若返りに効果的なのか、一時間強の講義を受け、講義後、藻類の培養を見学させてもらった。

加世田博士が発見した温泉藻類はＲＧ92と名付けられ、特許だけでなく数々の賞も受賞している。ＲＧ92入りのヘアケア、スキンケア商品や、あるじの秘湯泉シリーズはアンチエイジングに効果的。その心は、温泉藻類に含まれる強い「抗炎症作用」なのだと言う。

そう、ショーシャ先生も言っていた、老化＝酸化。アンチエイジングは抗酸化活動であり、細胞のゆるい炎症を最大限に抑える努力をすることが一番。温泉に入るのも一役買うと

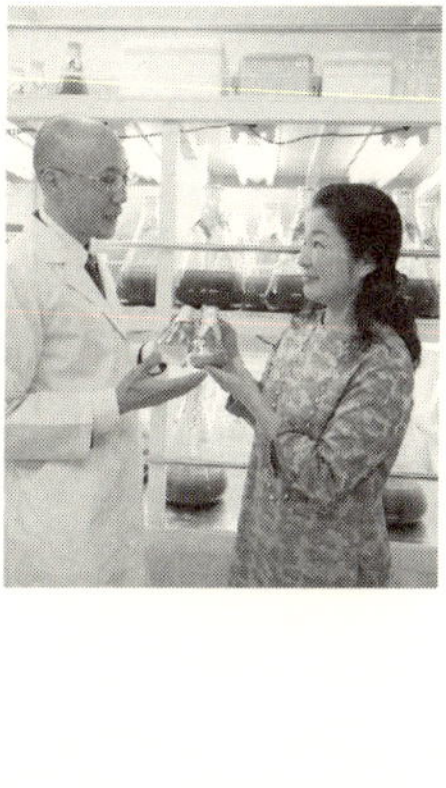

源泉に潜む微生物を分析し、抗炎症効果のある温泉藻類ＲＧ92を発見。培養し抽出した成分を製品に活かす

いうわけだ。日ごろ、抗酸化作用のある食生活を心がけるのもさることながら、たまには命の洗濯をしに、温泉湯治に出かけるのがいい。

裸でももう恥ずかしくな〜い！

女友達と一緒にお風呂に入る、というのも、若い頃なら恥ずかしかったであろうが、最早「へ」でもない。女性ホルモンが激減したからか、恥ずかしさも激減している。ただその解放感と、「楽しい」「あたたかい」「面白い」ということだけを味わえるようになったのは、コーネンキのポジティブな側面ではないだろうか。

もう一年ほど前から、編集者Kに温泉行こうよ、銭湯行こうよとお誘いを受けていたのだが、一年前は、

「ええ？　裸で一緒にお風呂入るの？　恥ずかしい〜」

と拒否していた。

「ええ〜、別に女同士だからいいじゃん」

と言われても、どうもなんだろう、いくら長いつきあいでも風呂までは一緒に入れん、と感じていた。が、この連載を始めて一年半、あと半年生理がなかったらバッチリ閉経だよね、というところまでこぎつけて、心境の変化もあった。

16

究極の更年期対策は
モダン湯治♨注目の別府温泉へ

「そうだよね、別にもう、男の人にだって裸見られても恥ずかしくないかも」

相手が若い男なら逆に失礼だろうが、お爺さんとかには冥途の土産で見せてあげてもいいぐらいだ。ましてや同世代の女同士なんて。

女性の体が性的なものでなくなるというのは、人によっては寂しく感じるかもしれないが、私には素晴らしいことに思える。女体は、死ぬまで女体なわけで、本人が性的用途で使用しなくなった時点から、聖なるものに帰還する気がする。ケアさえ怠らなければ、その裸体は、女神像になりうるのだ。

今回雑誌の取材だったので入浴シーンの撮影があり、私はバスタオルを巻いていたが、浅い透明な湯ではタオルなしで、見えてはいけない部分を隠すため編集者Kが入り、手で波を立てていた。成り行きとして一緒に入ってしまったわけである。

げーっ、裸で仕事する編集者!!

と最初は驚いたが、だんだん慣れてそれがフツーになった。温泉に入り波を立て、撮った写真のチェックも裸でしていた。二泊三日で十カ所ぐらいの温泉に入ったので、二日目には恥ずかしさもなくなっていた。

カメラマンはまだ若いので、

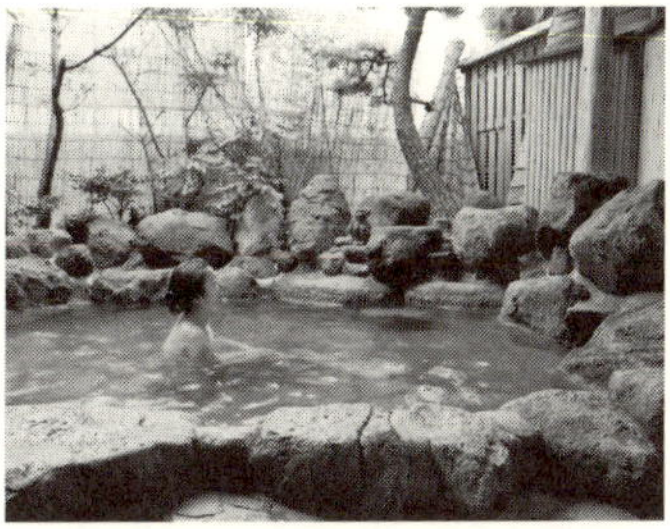

pH9・26、美容液みたいなとろっとろのアルカリ湯に入れる「豊山荘」。地獄蒸し&日帰り入浴も

「Sさんもどう?」

と勧められても、

「いえ、私は夜で……」

と嫌がった。ふっ、まだまだ青いなっ。

大分の大人女子パワーに元気をもらう

この旅では、個性的な大分の旅館の女将さんたちにも圧倒された。名物「地獄蒸しプリン」発祥「岡本屋」売店の裕子さんは同世代女子。地獄蒸しプリンを発明した人だ。東京の大学に通っていた頃、色々な美味しいスウィーツを食し、何か温泉の地熱を使った名物が作れないかと考えて、地獄蒸しプリンを発明。

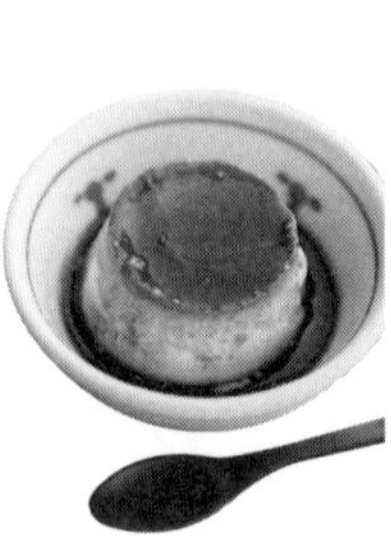

優しい味のプリンにビターなカラメルが絶妙にマッチ

ここ明礬《みょうばん》温泉には天然の抗菌作用があるので、添加物を一切使用しないで一週間もつのだという。「岡本屋」で食べた出来立てプリンももちろん美味しかったが、大分空港でお土産に売っていた「岡本屋」の地獄蒸しプリンも、同じように美味しいのだ。六つ入りで、帰ってから家族で二個ずつ、あっという間に食べてしまった。

ドライブインは特に長蛇の列で、このプリン食べたさに遠くからドライブしてくる人が後を絶たないという。つまり裕子さんは、衰退する温泉街を「地獄蒸しプリン」で盛り上げた立役者なのだ。ここの地獄蒸し卵サンドも、数量限定のイギリスパンを使ったグルメもの。大分名物とり天と、美味しいコーヒーとともに、素晴らしいランチだった。

「岡本屋」旅館のほうの若女将は、福岡から嫁に来たアラフィフ女子。そのキャラがまた面白く、「岡本屋」ドライブインに柔らか着物姿で現れたときは、思わず目を奪われた。女将のゆるキャラか？　と思ってしまうほど、マスコットっぽい。話してみるとまた人間性も面白く、どうにも話が尽きないので、

「お夕飯、一緒にどうですか？」

と誘ってしまったぐらいだ。

この若女将が今、「岡本屋」をオシャレに改装中。お風呂のシャンプー・リンスもシンプルで質の良いTAMANOHADAに変えたりして、大人女子が心地よく過ごせる旅館を目指しているのだ。

彼女が開発に携わった「極みクリーム」と「極み石鹸」は、明礬温泉の湯の花を使った化粧品。天然入浴剤「湯の花」の効能は古くから知られているものの、匂いがきつく、毎日家のお風呂に入れて使用するのはなかなかできない。それで、塗るだけでその成分を享受できたらという思いから、製品化に踏み切ったという。

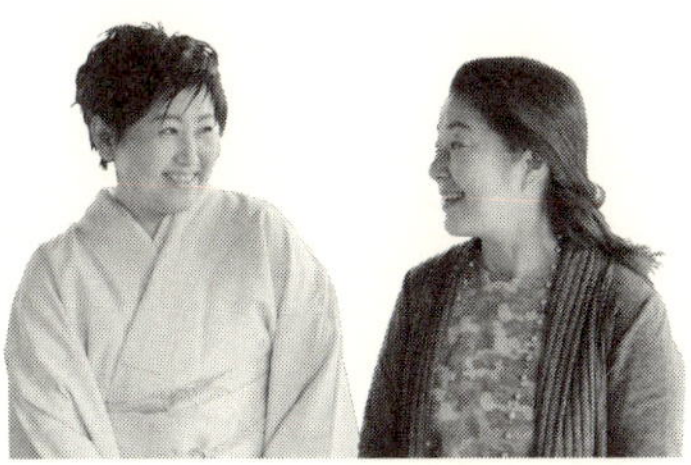

「岡本屋」旅館の若女将・伸子さんは、癒しパワー絶大キャラ

「アトピーの方がとてもいいといってリピートしてくださってるんです」

私と娘も使ってみたが、大人ニキビもすぐ治り、赤痒いところも一晩でおさまった。その名の通り、かなり極まっている感じだ。石鹸もなんとコールドプレス石鹸で、お肌の油分を取り過ぎない。私も一時、コールドプレス石鹸に嵌まっていたが、この若女将もそうとうの美容オタクとみた。毎日温泉に入っているせいもあり、お肌ツルツルだ。

若女将はあいにくお忙しく、夕食ご一緒は無理だったが、馴染みの美味しいお寿司屋さんに予約してくれ、顔を出してくれた。クリスマス前だったから、みんなにクリスマスバッヂのプレゼントも持って。こういう、大人キュートなものと心遣いに弱い私たち大人女子。次行ったら絶対、「岡本屋」に泊まろうと、心に決めた著者であった。

別府市内のレトロな観光

女将に紹介されたお寿司屋さんで食べた、別府湾でとれた地魚も美味しく、別府市内のレトロな街歩きもまた乙なものだった。半世紀生きて来た大人女子だからこそ分かる、渋〜い味わいが、別府にはあった。

まず別府タワーの夜景が、寿司屋の帰りに見られた。別府タワーは大阪の通天閣の弟と呼ばれるほど古いもので、そのプチッ、ずんぐりとしたサイズ感とデザイン、キッチュな

16

究極の更年期対策は モダン湯治♨注目の別府温泉へ

ライティングがまた可愛らしい。昼間ではこれは味わえないので、もし行かれるなら、ぜひ夜のお出かけを一つ入れてほしいものだ。

　昼間の別府市内観光は、

「エ？　これが風呂？　神社仏閣では？」

と思われるような、歴史ある建築の「竹瓦《たけがわら》温泉」を皮切りに、背の低いショッピングモールを散策し、名物の餃子屋に入った。

「こんな店まだあるんだ〜」

　と、度胆を抜かれるような古い商店もあり、傍ら、「Ｏｉｔａ Ｍａｄｅ Ｓｈｏｐ」のような新しい店舗も点在するレトロなショッピングモール。歩いているだけで、映画のセットの中にいるような感覚になる。

「定年後はこっちに住んで、温泉ガイドでもやろうかな」

　と歩きながら編集者Kが言う。

「宝くじ当てて、温泉付きの家を買ったら、横森さんも遊びに来なよー」

　と誘われたので、

「うん、そしたら私も別府市内で熟女バーでもやるよ」

と応えた。

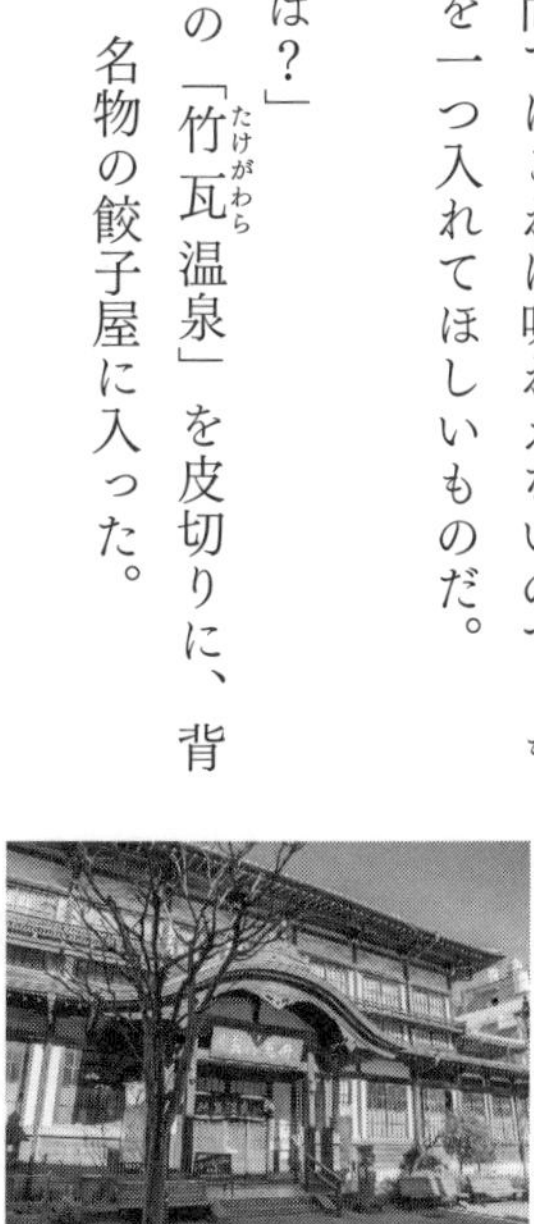

昭和13年築、別府温泉のシンボル的存在「竹瓦温泉」

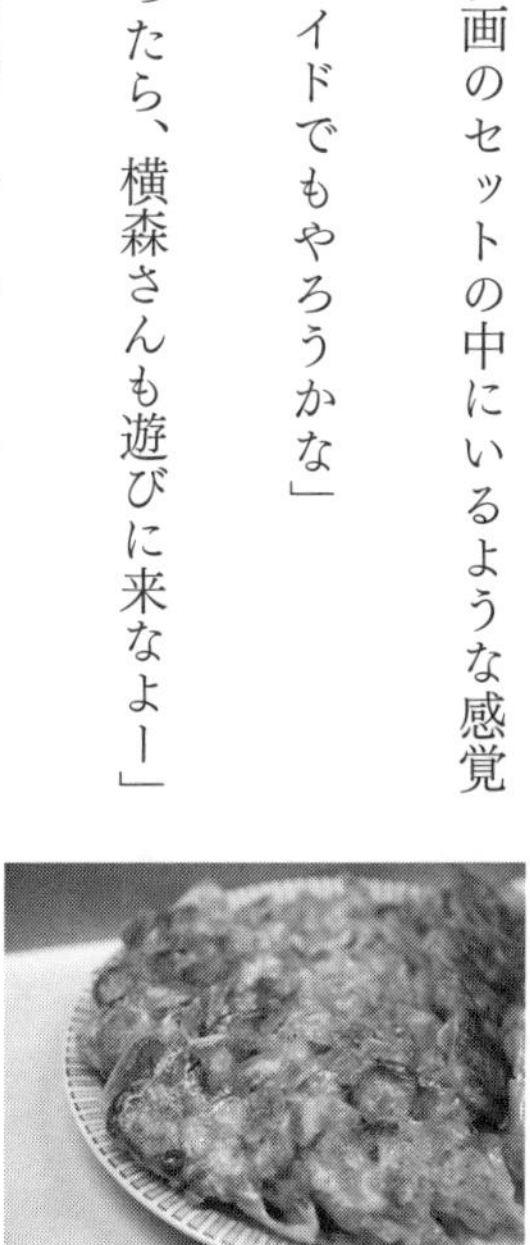

「湖月」の餃子は一度食べたらクセになる魔法の味

「あ、それいいねー、意外とウケたりして⁉」

老いてなお美しい店主が経営する竹細工屋さんでは、張り子の竹籠を購入した。おつまみや干菓子など入れたら美味しそう♡　このあたりは竹の産地で、国産竹の籠が名物。

「ＯｉｔａＭａｄｅＳｈｏｐ」では、地元食材をモダンに変身させた、グルメ土産が沢山あった。色々買い込み、帰ってから試した。私の一押しは、「佐伯《さいき》ごまだし」！　沢山とれたシイラを焼いてほぐして、胡麻、醤油、みりんを加えてペースト状にした、漁師の家の保存食。それを製品化したのは、大分の漁村女性グループ・めばるだ。

とにかく、なんに加えても美味しくなる万能ペーストで、スープやドレッシング、サワークリームと混ぜてディップにと、感動的な美味しさを味わえる。一瓶かなりもつし、原料のシイラ自体は、そんなに美味しくない淡白な白身魚だが、それをこんな素晴らしい食材にした漁師町の女性パワーが素晴らしい！

国東の干しシイタケも肉厚で、いい出汁が取れるだけでなく、食べても美味しい。イノシシの肉を使った「ジビエ飯」混ぜご飯の素も、簡単にできてGOOD。そして、賞味期限切れ間近30％オフで買った

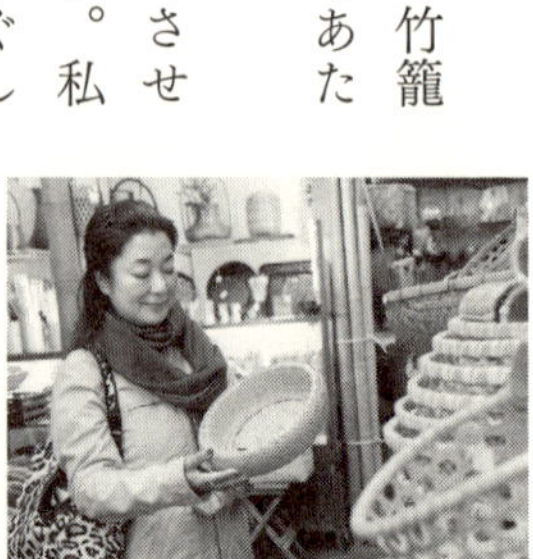
二百種もの編み技があるという別府竹細工。「福助堂」にてアレコレセレクト

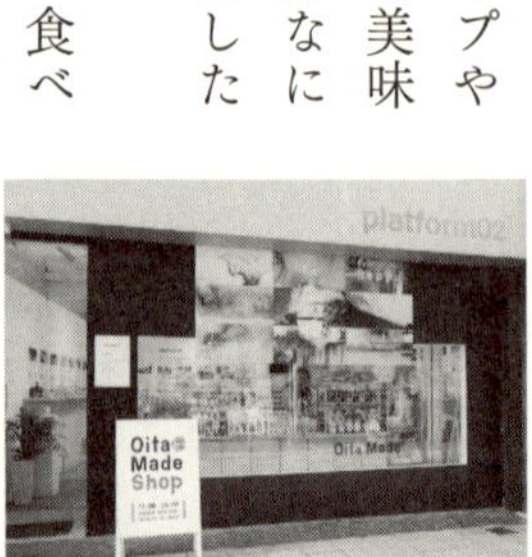

大分の素敵な食材、食品、雑貨が見つかる「Ｏｉｔａ Ｍａｄｅ Ｓｈｏｐ」

「日田の梨ジャム」シナモン&クルミと黒コショウは、賞味期限を待つまでもなく、あっという間に食べてしまった。ジャムというよりコンフィチュール。甘さ控えめでかなりグルメな逸品だ。

心も体もゴキゲンになる湯治旅

私は三十九で出産したから、まだ子供が中学生だが、三十前後で結婚出産したアラフィフ女子は、もうお子さんは大学生とか社会人だろう。家に置いてくるのも平気だし、最早家を出ている方もいるはずだ。

そして夫に、女同士で旅なんて、浮気するつもりじゃないのか？　なんて、疑われる年でももうない。大人女子だけで旅に出るには、いいお年頃になったというわけだ。これも、コーネンキのポジティブな側面ではないだろうか。

日ごろ、家事が大きなストレスとなっている大人女子は、たまには家族を置いて出かけるのが一番のストレス解放だ。なんだかんだと理由をつけて、出かけるのが良い。特に大分は、ただの温泉旅行に留まらず、女たちの絆を深め、アンチエイジングもついでにできる、思い出深い旅となるだろう。

17

チャレンジを終え、和田秀樹先生に会いに行く

一年ぶりに、「和田秀樹 こころと体のクリニック」を訪ねた。

何度も通ったところだから、一人で行けるもん! とばかりに現地集合としたが、やはり、迷った。

本郷三丁目から徒歩五分ぐらいのはずだが、ぐるぐる徘徊して結局分からず、タクシーに乗るも、

「お客さーん、反対側だから歩いてったほうが早いですよ」

と、運転手さんにナビで道を説明された。

「こっから300mぐらいだからね」

編集者Kに地図をLINEで送ってもらったものの、地図の見方がよく分からず。グーグルマップは動くからさらに分からない。しかし、タクシー運転手の説明通り進むと、ホントに五分で到着した。

17

チャレンジを終え、
和田秀樹先生に会いに行く

「あ〜、良かった。こっちこっち」

　ビルの前で編集者Kが待っていた。彼女はハナからタクシーで来ている。

「私もここ動いたら、戻ってこれないから」

　迎えに来なかったことを詫びているが、確かに、二人で徘徊することになったかもしれない。

「和田先生、今、映画の編集作業まっただ中だから、今日は三階でお話聞くことになってるの」

　精神科医でありアンチエイジングドクター、作家であり映画監督でもあるマルチな先生は、新作映画の撮影を終わったばかりだという。

　ビルの三階は、和田先生が経営する進学塾になっていた。その教室の一つで、我々が一年半チャレンジしたアンチエイジングについての、総括的なお話を伺おうというわけだ。

　本のゲラを渡すや、辛口で有名な和田先生は、開口一番、

「まずね、『コーネンキなんてこわくない』ってタイトルだけど、本当は更年期は怖いものなんだよ。ウツも入りやすいし、ほっとくとドッと老け込むし、病気にもなりがちだし、ぼんやりしてると大変なことになる」

　とバッサリ。

「え、でも、こちらでアレルギー検査を受けて、半年間処方されたサプリを飲んだら、や

る気が出て来たというか、元気が出た感じで……」

「その他いろいろの運動とかへアエステ通いとかで、一年前より二人ともずいぶんと若返ったんです。結論として更年期には、行動療法が一番効くのではないかと」

「お出かけして、色々見て歩いたり、新しいことにチャレンジすれば前頭葉も活性化され、アンチエイジングにつながるのではと」

「そしたら更年期も怖くないのではと」

二人で言い訳した。

「そうね、そんな風になんらかの手を打てばいいんだけど、ほっとく人が多いんだよ。それで僕はこの夏から、ショーシャ式の郵送によるアンチエイジング検査を始めるんです。これは検査キットを希望者のご自宅に送り、自分で簡単に血を採って返送すると、30000円前後でアレルギー検査ができる予定なの」

「あ〜、ここまで来なくてもいいし、お手頃なカジュアルラインですね」

「そうそう」

「だとしたら、日本全国どこにいても、自分のアレルギーを知り、その食品を避けることでアンチエイジングできますね！」

と編集者K。

「確かに、私も、小麦を三カ月抜いて、四日に一度を続けていますが、体調は以前よりいいいし、集中力も高まって、落ち込みにくくなったような気がします」

「そうだね、中園さんも同じようなこと言ってる」

『花子とアン』『ドクターX』の脚本家、中園ミホさんもショーシャ式をされているそうだ。

「アレルギー食品を抜いて体の炎症が抑えられると、アンチエイジング的にいいだけでなく、全身状態が極めて良くなるんですよ。消化吸収の良くなったところで、三食栄養をちゃんと摂ってやると、さらにいい」

「はい、住めば都というか、小麦が食べられないことで新しい食の世界が開けました。食いしん坊なので」

と私。

「本当に横森さんは、食べたいだけ食べて、体重計にも乗らないんですよ。私なんか毎日乗ってるのに」

編集者Kが言うと、和田先生が一喝。

「更年期以降は食べないダイエットは禁止だよ。多少太ってるぐらいのほうが若々しくいられるし、ホルモン的にも」

「はいっ、性ホルモンは脂肪から作られるんですよね」

優秀な生徒風に嬉々として答える私。塾の教室だからか、スイッチ入った。

17
チャレンジを終え、和田秀樹先生に会いに行く

「そう、シワもできづらいしね。だいたいグルメの人っていうのは」

「はいっ、次なに食べてやろうかとキラキラしているので」

「そう、楽しみがあるから若くいられるんだよ。でもね、たまにはマズイものを食べることも大切だよ。ふだんの食事がどれだけ美味しいか分かるからね。僕なんか撮影中、三食ロケ弁だったけど、おかげで終わってからシャバに戻った気分だったもの」

美味しいものを食べて美味しい、というのをたまに〝おあずけ〟してあげると、リフレッシュしてさらに美味しく感じる。お年頃に必要なダイエットは、もしかしたらこれかもしれない。

「だいたいね、日本人にダイエット必要な人は４％ぐらいしかいないんだよ。健康体重で算出すると、身長１６０㎝なら60㎏くらいまで太っていいんだから」

「あ、それは結構、太れますね」

若い頃の体重をキープしている編集者Ｋが感心する。

「結局、体重ではなく中身が問題ということですよね」

「そう、変にぶよぶよしてるのは問題だけど、適度に締まって筋力もあれば、太っててもきれいに見える。要は全体感なんです」

「日々運動をして代謝を上げるのも大切だと実感しました。検査結果を受けてから、私、意識して歩くようにしているし、運動量も増やしたんです」

「あ、でもね、激しい運動はダメだよ。酸化しちゃうから、老ける」

「それはそもそも無理なのでやってないです(笑)。ゆる〜い運動を日々、小一時間ぐらい」

「うん、それがいいね」


話は、更年期に起こる薄毛や、体調不良に及んだ。

「薄毛治療もね、ホルモン療法をやってあげると確実に改善するの。多くのスキンクリニックで頭皮ケアだけやっても、体の中の状態を整えてあげないと毛は生えてこない。僕のところではショーシャ式のホルモン療法で、禿げの原因になる悪玉男性ホルモンを減らして、代わりに善玉男性ホルモンを足してあげる。これは、女性の薄毛にも適応するんです」

善玉男性ホルモンは毛を生やすだけでなく、元気も出て来るので、更年期治療にもなるのだという。

「更年期にホルモンバランスの異常で高血圧が起こりやすいんだけど、これも、血圧降下剤なんか効かないの。ホルモン療法をしてあげると一気に改善する。更年期の不調は、まず血液検査をして、ホルモンも含めた自分の状態を知ることが先決。今度始めるカジュアルラインには、三種類の神経伝達物質検査もあるんですよ」

「あ、それいいですね。私は確か、アドレナリンが少な目で、もっと運動が必要というアドバイスを受けました」

「そうそう、それぞれ。何十項目も検査して、何十万とかけるより、最低限の検査で安価に最大の効果を提供するんです」

「なるほどー」

確かに、更年期においてここが一番重要ではないだろうか。神経伝達物質のセロトニンは「幸せホルモン」として有名、アドレナリンは代謝を活性化するものらしい。日々機嫌が良く、元気なら、まさにコーネンキなんてこわくない。

「神経伝達物質はタンパク質から合成されるので、食べないダイエットは本当に良くない。年取ると足りないものが増えていくんだから、サプリも必要だし」

「三度の飯がなにより重要、ということですね！」

食いしん坊の生徒は元気良く答えた。

「あとは、何歳になってもチャレンジを続けることだね。僕なんかでも、今度の映画は世界各地の映画祭にとりあえず出展するんだよ。日本で初めて主観で撮った、トラウマがテーマの作品だから、どっかにはひっかかるかなぁと」

この、興味を持ったことは〝とりあえず〟なんでもやってみるという姿勢が、若々しさを保つ秘訣、人生をイキイキと生きる秘訣ではないだろうか。

「それからこれからは、〝のび太力〟をつけるのが大切。こんなのあったらいいなぁという我儘《わがまま》な発想が、新しいものとお金を生み出すんだ。スティーブ・ジョブズを見てごらん

17
チャレンジを終え、和田秀樹先生に会いに行く

よ。彼自身はなんも作ってない。こんなの作れ、あんなの作れって、人に作らせただけだから」

和田先生やスティーブ・ジョブズでなくとも、我々レベルでもできることはありそうだ。キャリアウーマンや主婦の生活実感から生まれた商品やサービスは、これまでも多々ある。

そう思うと、さあ今日は何をやろうかと、考えただけで楽しくなってくるではないか。まずは体調を整えて、ちゃんと食べて適度に運動して「やる気」を出し、好奇心の炎を燃やし続けることが、これからを生きる術《すべ》のようだ。

インタビューを終え、英気りんりん、本郷を後にした我々。この日、スマホのヘルスケアを見ると、９４０６歩、歩いていた。道にも迷ってみるものである。

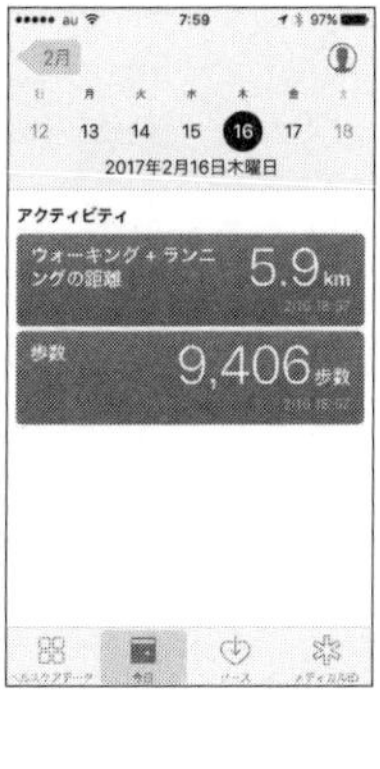
2月
2017年2月16日木曜日
アクティビティ
ウォーキング＋ランニングの距離
5.9km
歩数
9,406歩
迷っても疲れても、歩数が増えたのを見るとニンマリ♡　うれしくなる習性に

おわりに

　更年期の一番大変なところは、実は閉経を迎えるまでの十年間なのではないかと体感します。

　四十代前半から、苦しんだ数々のことはなんだったかと思うほど、今はとても楽で穏やかなのです。

　女性だけでなく男性も、激動する性ホルモンに振り回されて、思春期より何十年も、悩まれたことでしょう。

　人によっては三十代、四十代におかれましても、

「自分は愛されていないんじゃないか」

「パートナーのことをもう愛してないのかも」

「別のもっと素敵な人がいるんじゃないか……」

　ぐらぐらと揺れて苦しむのは、性ホルモンのなせるワザ。

　またお一人様も、五十の声を聴いて猫を飼う決意をするまで、夜のハンティングワールドに、無理して乗り出すことでしょう。

　私の友人たちも、

「一人暮らしで猫を飼ったらもう最後だ」

と言いつつ頑張っていましたが、猫を飼ってからなんと幸せそうなこと！　夫婦者でも、子供たちが巣立って行くのが目に見えているなら、犬猫を飼うのがいいでしょう。我が家も同様です。猫はカスガイ。老猫が先立ち、新しい猫が来てから、夫婦の会話が再開しました。

もう、理屈じゃないんですね。「今」が幸せなように、自分自身にしてあげることです。

猫を飼うまでもなく、女性ホルモンがないならないなりに安定した人達は、以前より夫婦仲が良くなっています。

ワタクシ思うに、

「もう女でも男でもない」

と思うと寂しいけど、男性ホルモン、女性ホルモンが枯渇して中性化すると、

「古くからのお友達」

としての夫婦が誕生し、ストレスなく付き合えるようになるのではないでしょうか。相手が男、女、と意識すると、家の中でも緊張感が漂いますからね。

つまり、閉経は、

「ホルモンの呪縛からの解放」

なのです。私が夫婦喧嘩を繰り返し、体調も悪く悩み苦しんでいた頃、「今は大変かもしれないけど、やがて、雲が晴れるように楽になるから」と先輩諸氏が慰めてくれていたのは、本当のことだったんです。

これからは、「自分自身を愛して、可愛がってあげるとき」。

この年になると、一年はあっという間です。あと数十年、残り少ない人生を、できるだけ楽しくやりましょう！

貴女の人生の、主人公はアナタなのです。これまで、家族や会社に献身してきた方も、これからは自分のために生きてください。

献身してきた年月が長すぎて、もうボロボロ、どうやったら主人公になれるか分かんない、という方も、この本のチャレンジの中から、ピンと来るものがあったら、真似してやってみてください。なにか自分の中の、「やる気スイッチ」が入るかもしれません。

お出かけをして心身活性化され、セルフケアさえ怠らなければ、「自分主人公デビュー！」は何歳でもできます。

実際、一年半の更年期チャレンジを体験取材した私と編集者Kは、「体力と気力の底上げ（どんだけ〜）」を如実に感じています。

編集者Kなど、私はとっくにリタイアした空中ヨガ、岩盤ヨガを今でも週末2クラスずつ受けていて、
「気づいたら腹が（筋肉で）割れてた。二十七歳の娘より身体能力高いかも〜」と宣っています。

ま、そこまで頑張れない方は、この本に紹介されている、「横森式ぶらんぶらん体操」でもやってみてください。きっと、何かが変わるはずですよ！

あと数十年、といっても、人生まだまだこれからなのです。更年期渦中の方も、これからの人も、怖がらなくていいんです。

人間はほとんど水でできています。だから、常にゴキゲンでいることと（波動管理）、肉体的にも動いていることが大切なのです。

How to entertain yourself（自分自身を楽しませてあげる）

これは、故・小森のおばちゃまが、人生を楽しく生きるために、シャーリー・マクレーンから伝授された言葉。これを皆様も念頭に、色々なことにチャレンジしてくださいね〜。

横森理香の SPECIAL THANKS♡ LIST

今回は
取材にご協力いただき、
ありがとうございました。

1

**女性専門クリニック
麻布十番まなみ
ウィメンズクリニック**

東京都港区麻布十番1-5-19　ラトリエ・メモワールビル2F　☎03-3405-0928　㊋11：00～19：00（金のみ20：00）㊡水・日・祝日　http://www.azabuwomens-cl.com/principal/

2

**和田秀樹
こころと体のクリニック**

東京都文京区本郷3-21-12 RTビルB1F　☎03-3814-4530　診療：月11：00～19：00　電話受付：月～金11：00～19：00　㊡土・日　http://www.wadahidekiclinic.jp/

4

avity代官山スタジオ

東京都渋谷区猿楽町5-10　ISビル　☎03-6416-0625　㊋月～金7：45～22：45、土・日8：15～20：15、祝日7：45～21：00　㊡なし　麻布十番、品川、横浜など6つのスタジオで展開　http://avity.jp

5

TAI CHI STUDIO　銀座本店

東京都中央区銀座5-14-1　銀座クイントビル8F　☎03-6264-3344　㊋月～金10：30～22：00、土10：30～18：30、祝日10：30～18：30　㊡日　市川・荻窪・蒲田店もあり　http://taichistudio.jp

7

大塚製薬株式会社

エクエル公式サイト
http://equelle.jp/

8

**bloom　ブルームリュクス
東京フィッティングサロン**

東京都中央区日本橋蛎殻町1-35-7　水天宮HSビル3F　0800-600-4950　㊡祝日　http://www.bloom-style.jp

10

薬手名家　恵比寿店

東京都渋谷区恵比寿南1-16-12 ABC MAMIES4F ☎03-5725-3105 ㊝平日10：00〜22：00、土・日10：00〜19：00、祝日10：00〜18：00 ㊡水 銀座・麻布十番他全国計10店舗 http://www.yaksonhouse.co.jp/jp/m/

11

コートホテル新横浜

神奈川県横浜市港北区新横浜2-13-1 ☎045-471-0505 http://www.courthotels.co.jp/

明月院

神奈川県鎌倉市山ノ内189 ☎0467-24-3437 ㊝9：00〜16：00（6月のみ8：30〜17：00）

長谷寺

神奈川県鎌倉市長谷3-11-2 ☎0467-22-6300 ㊝3〜9月・8：00〜17：00（閉山17：30）、10〜2月・8：00〜16：30（閉山17：00） http://www.hasedera.jp/

9

おおいた温泉座　浅草店

東京都台東区浅草2-6-7 まるごとにっぽん2F ㊝10：00〜20：00 ☎03-3847-2822 ㊡なし http://www.saravio.jp/onsenza/shop/asakusa.html

ヨシカミ

東京都台東区浅草1-41-4 六区ブロードウェイ ☎03-3841-1802 ㊝11：45〜22：30（L.O.22：00） ㊡木 http://www.yoshikami.co.jp/info01.html

アンヂェラス　Angelus

東京都台東区浅草1-17-6 ☎03-3841-9761 ㊝火〜日11：00〜21：00（L.O.20：40） ㊡月（祝日・催し物の際は営業） http://www.asakusa-angelus.com

かなや刷子（ぶらし）浅草伝法院通り店

東京都台東区浅草1-39-10 ☎03-3841-8848 ㊝10：30〜17：00 ㊡なし https://www.kanaya-brush.com

16

湯治 柳屋

大分県別府市鉄輪井田２組　☎0977-66-4414　㊕２食付きA￥13,770～（夕食はイタリアンコース）、２食付きB￥9,450～（夕食はイタリアンのアラカルト料理）、素泊まり￥4,860～（平日２名１室利用の１名料金）　http://www.beppu-yanagiya.jp/

オット エ セッテ大分
Otto e Sette Oita

大分県別府市鉄輪井田２組　☎0977-66-4411　㊫11：30～14：00、18：00～21：00（L.O.）　㊡火　https://www.ottoesetteoita.com/

鉄輪むし湯

大分県別府市鉄輪上１組　☎0977-67-3880　㊫6：30～20：00（最終受付19：30）　㊡第４木（祝日の場合は翌日）　㊕￥510、レンタル浴衣￥210　http://www.city.beppu.oita.jp/sisetu/shieionsen/detail11.html

すじ湯

大分県別府市鉄輪井田４組　㊫6：30～19：00　㊕￥100　http://www.kannawaryokan.com/sotoyu.html

12

医療法人 社団健美会
山田歯科医院

東京都渋谷区幡ヶ谷2-20-10 キュアーレYMD8F　☎03-3374-0764　診療：9：30～13：00、14：00～18：00　㊡土・日・祝日　http://www.ymd-dc.com/

ホワイトホワイト 恵比寿本店

東京都渋谷区恵比寿1-8-1　サン栄ビル8F　0120-469-701　診療：10：30～19：00　㊡なし　ルミネ新宿店、ルミネ有楽町店もあり　http://www.whitewhite.jp

14

シークレットロータス
Secret　Lotus

東京都渋谷区南平台町12-13　秀和第二南平台レジデンス213　☎03-5489-8842　ベリーダンス、ヨガ、他様々なレッスン、ワークショップを開催　http://yokomori-rika.net/

竹瓦温泉

大分県別府市元町16-23 ☎0977-23-1585 ㊔普通浴6：30〜22：30、砂湯8：00〜22：30（最終受付21：30） ㊡普通浴12月第３水、砂湯は第３水（祝日の場合は翌日） ㊕普通浴￥100、砂湯￥1,030 https://www.city.beppu.oita.jp/sisetu/shieionsen/detail4.html

湖月

大分県別府市北浜1-9-4 ☎0977-21-0226 ㊔14：00〜21：00 ㊡火 http://www.gokuraku-jigoku-beppu.com/entries/gyouza-kogetsu

福助堂

大分県別府市元町6-19 ☎0977-23-3058

Oita Made Shop

大分県別府市元町6-21 ☎0977-75-8413 ㊔11：00〜18：00 ㊡火（祝日営業） http://oitamade.asia

別府海浜砂湯

大分県別府市上人ケ浜 ☎0977-66-5737 ㊔３〜11月・8：30〜18：00（最終受付17時）、12〜２月・9：00〜17：00（最終受付16：00） ㊡第４水（祝日の場合は翌日） ㊕￥1,030（浴衣込み） http://www.city.beppu.oita.jp/sisetu/shieionsen/detail9.html

別府温泉保養ランド

大分県別府市明礬５組 紺屋地獄 ☎0977-66-2221 ㊔9：00〜20：00 ㊡なし ㊕￥1,100

サラヴィオ化粧品

大分県別府市大字鶴見1356-6 ０１２０ 0120-48-4390 http://www.saravio.jp/

豊山荘

大分県別府市小倉４組 ☎0977-21-8080 高アルカリの美肌湯の宿。日帰り入浴プランあり http://www.hozanso.com/

明礬温泉 岡本屋売店

大分県別府市明礬３組 ☎0977-66-3228 ㊔8：30〜18：30 ㊡なし http://www.jigoku-prin.com/shop/ 岡本屋旅館 http://www.okamotoya.net

※リストの情報、商品などの価格は2017年3月31日現在のものです。表記のないものはすべて税込みです。

※本書は、オンラインメディア『OurAge』(http://www.ourage.jp)の連載「横森理香の更年期チャレンジ!　コーネンキなんてこわくない」(2015年11月〜2016年12月更新)の記事より抜粋し、加筆、修正したものと書き下ろしで構成しています。本書での年齢、役職などは取材当時のものです。

コーネンキなんてこわくない

2017年4月30日　第1刷発行

著者　横森理香
発行人　田中 恵
発行所　株式会社　集英社
〒101-8050　東京都千代田区一ツ橋2-5-10
編集部　03(3230)6399
読者係　03(3230)6080
販売部　03(3230)6393(書店専用)
印刷　凸版印刷株式会社
製本　株式会社ブックアート

ISBN978-4-08-333151-0 C0095　定価はカバーに表示してあります。

コーネンキなんて
こわくない13か条

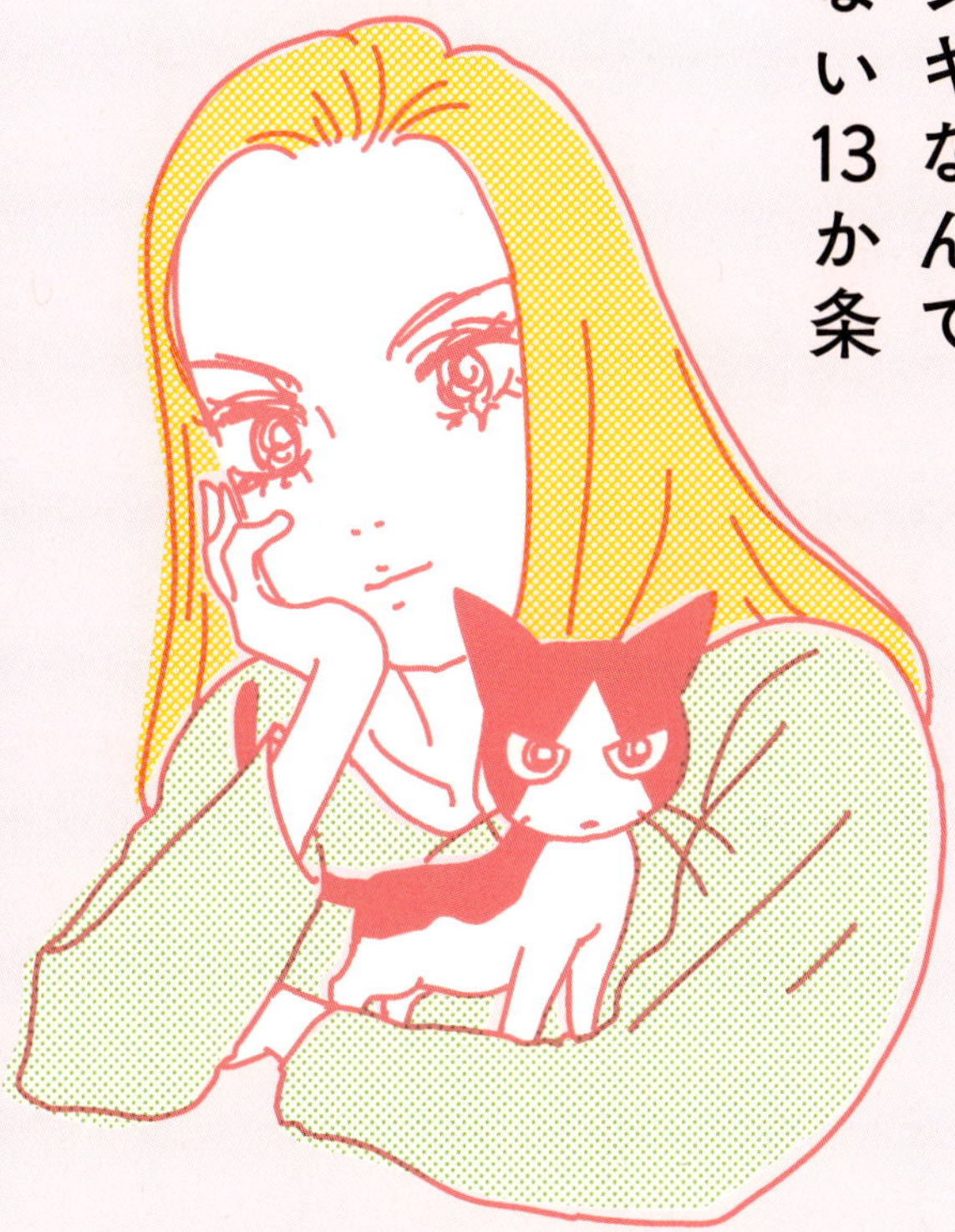

コ　「ゴキゲン管理」が何より大切

ー　運動は、更年期症状を緩和するお宝♡

ネ　姐さん、と呼べる同世代、男前の友達を持つ

ン　ン？と感じたらすぐ対処。不調をほっとかない

キ　「嫌いなもの」は避け、「好きなもの」を楽しむ

な　なんでもトライ！初体験が若返りのコツ

ん　ん？ワクワクをキャッチして逃さない

て　「テコでも動かない自分」とサヨナラ

こ　腰軽く、とりあえず何でもやってみる

わ　「私」を大事に、楽しませるのがコツ

く　「苦しみ」より、「楽しみ」を選んで生きる

な　「悩まない」のがコツ。悩みは忘れる

い　「今」を楽しむ。先の不安は考えない

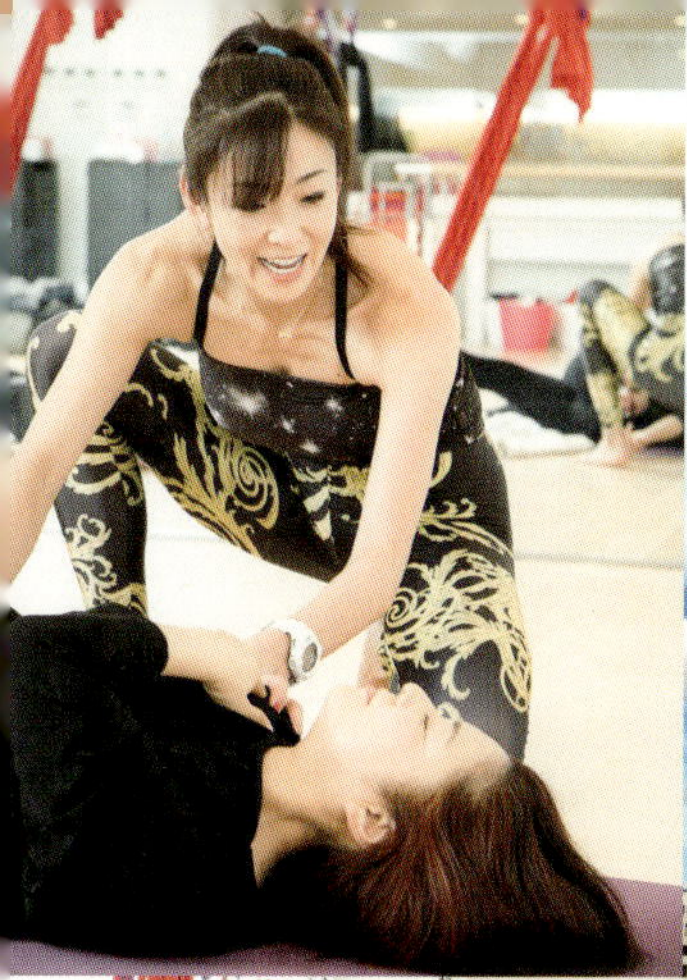

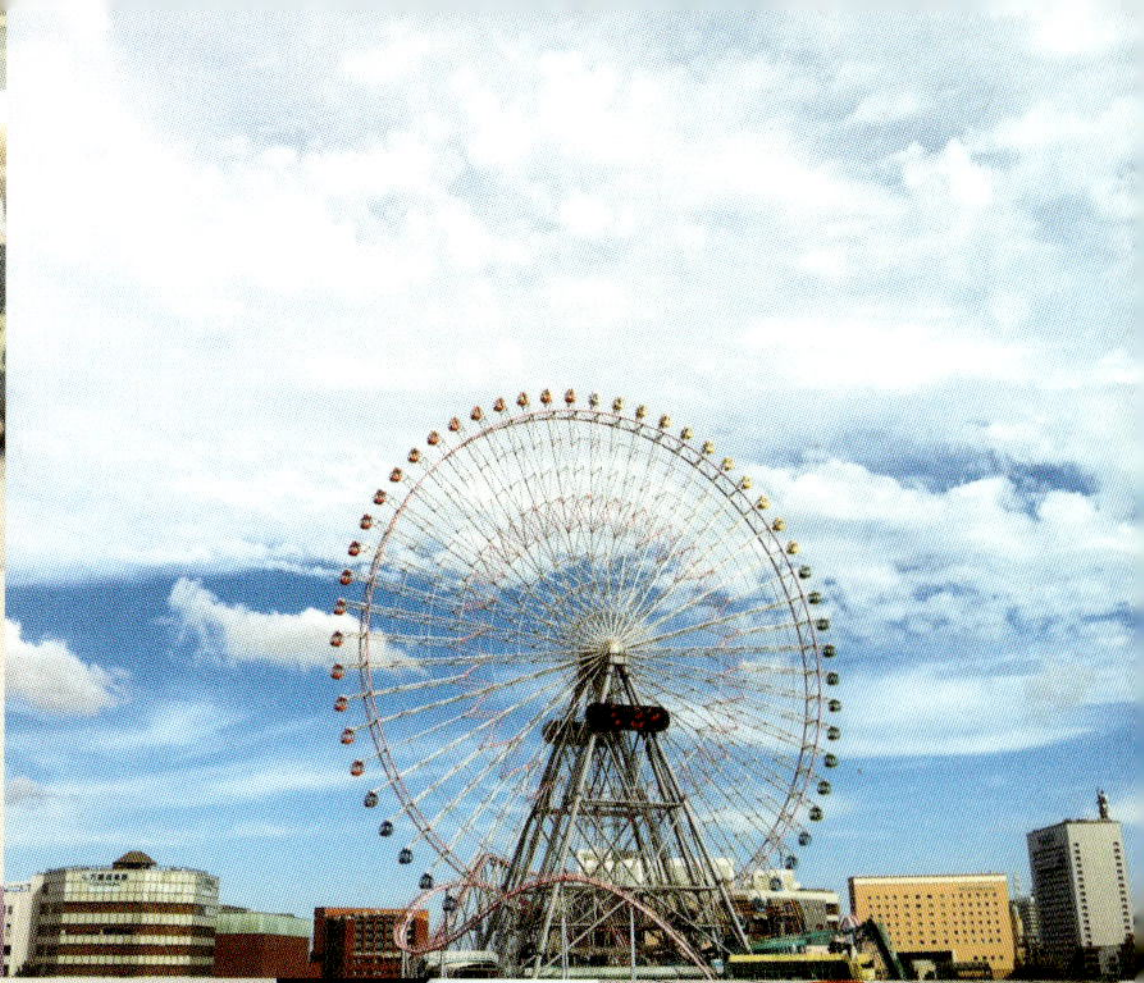

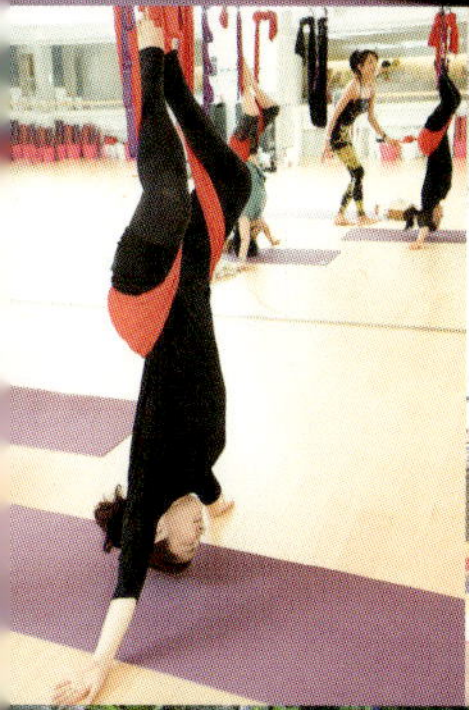

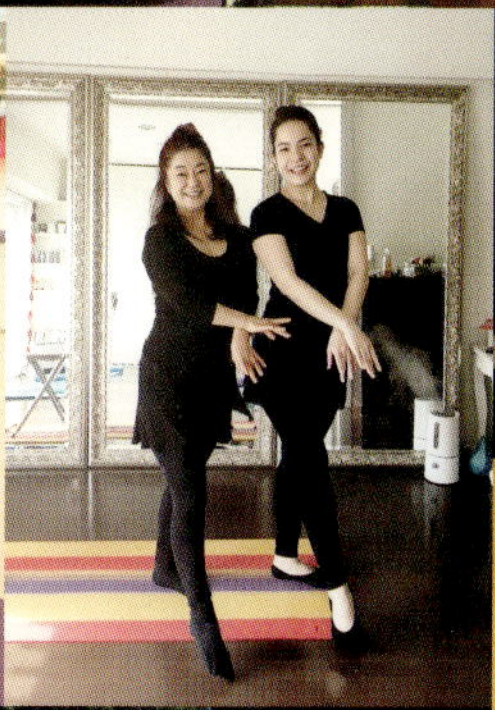

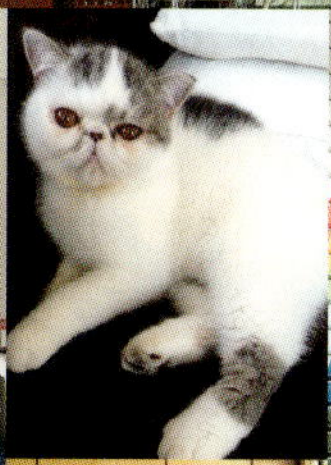

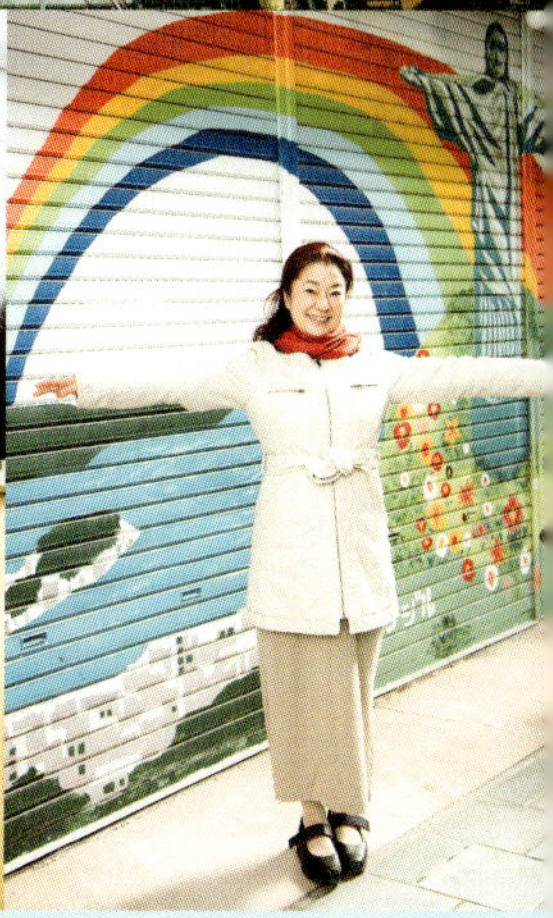

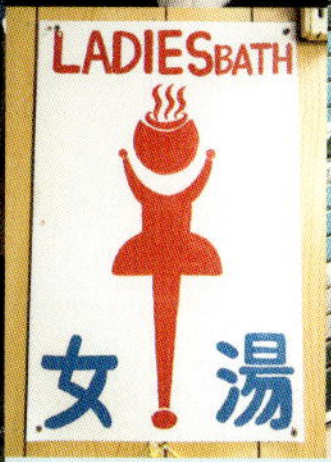
LADIESBATH
女
湯

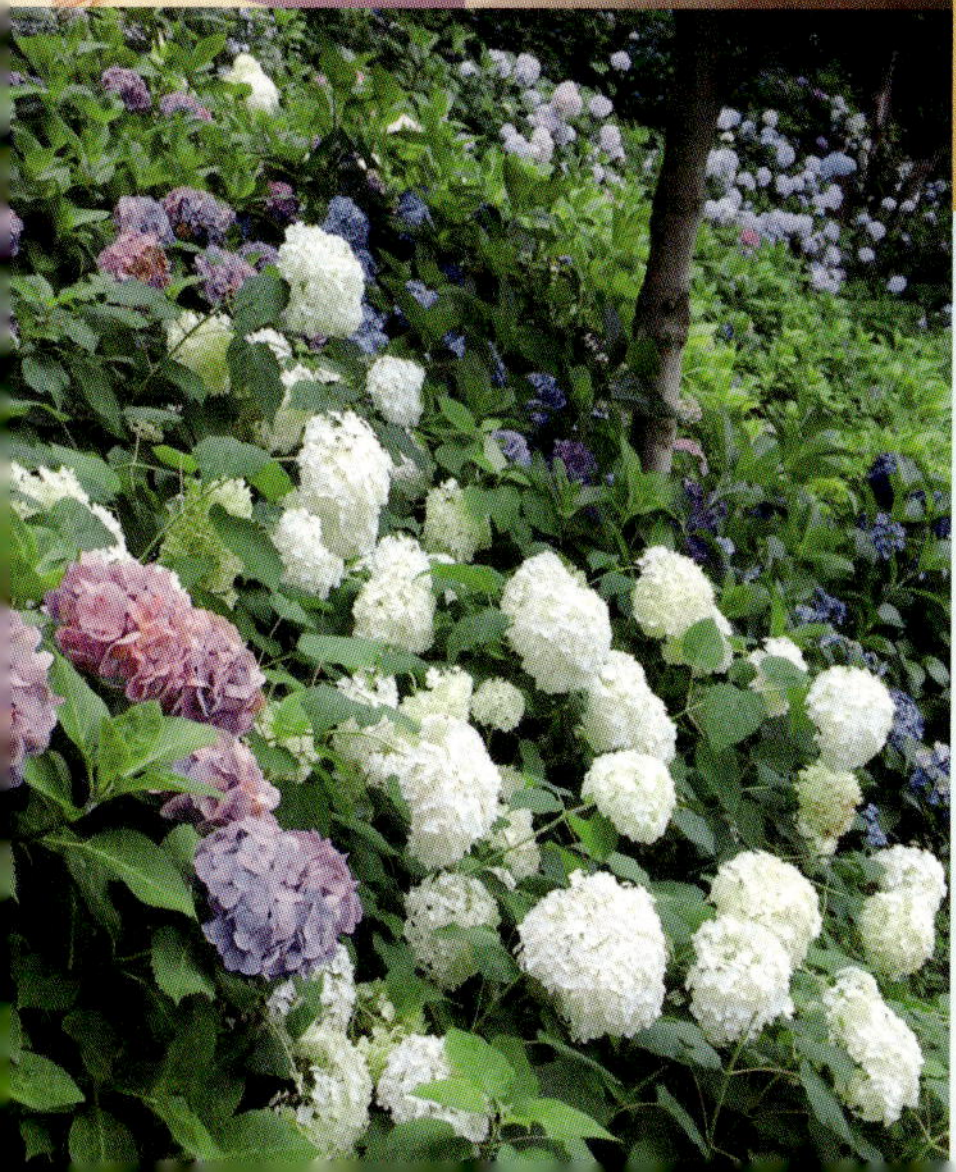

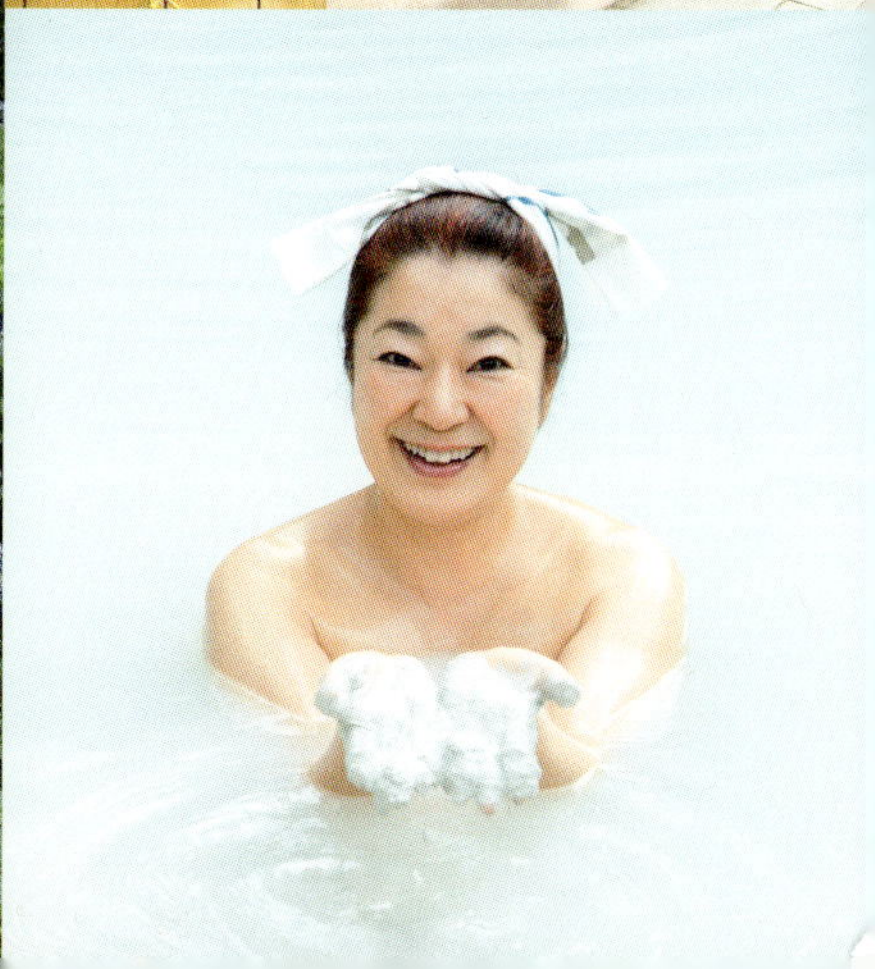

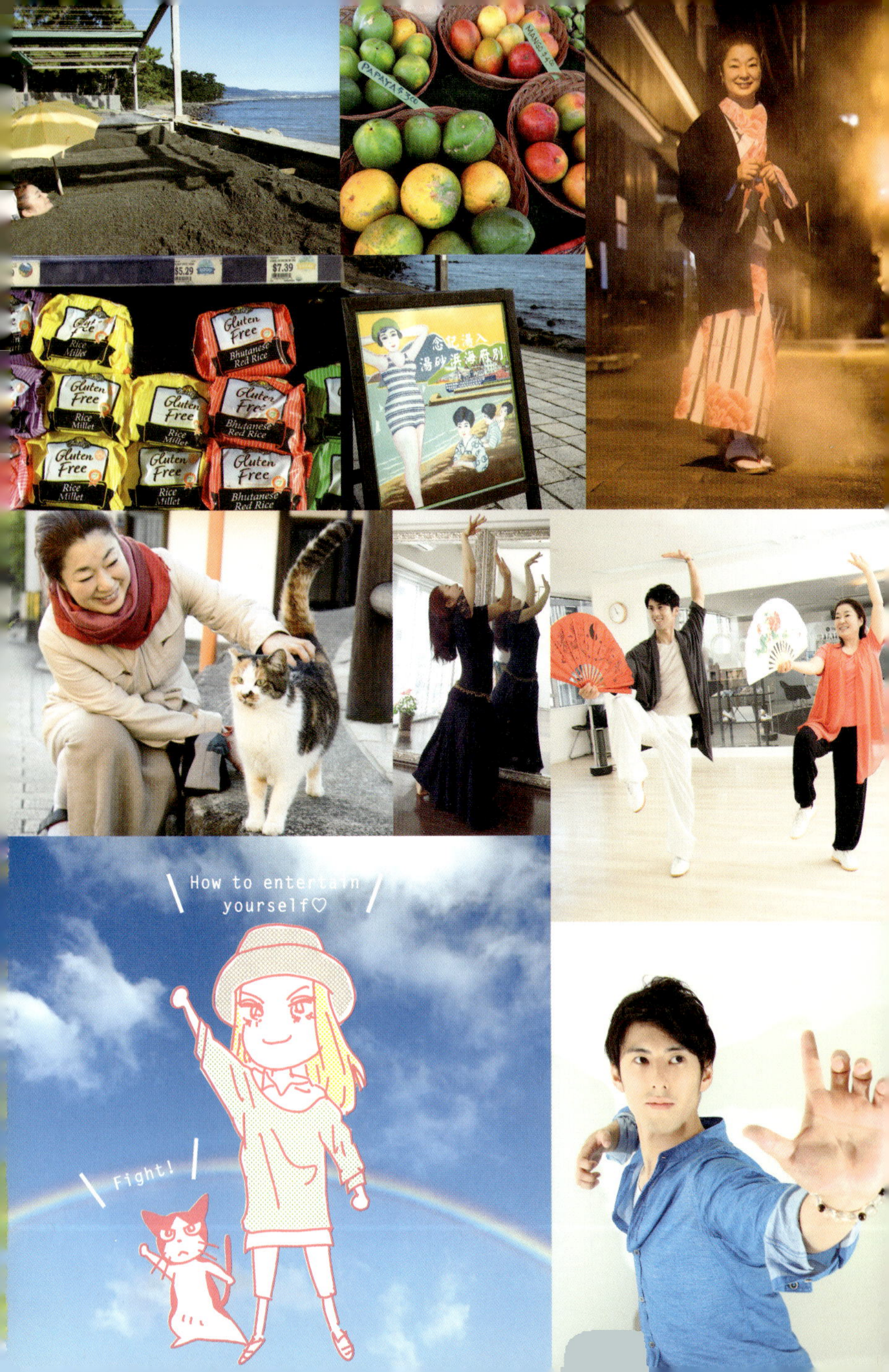
PAPAYA
$5.29
$7.39
Gluten Free
Rice Millet
Bhutanese Red Rice
別府海浜砂湯
入湯記念
How to entertain yourself♡
Fight!